食品危害微生物の

ターゲット制御

抗菌剤・日持向上剤の効果的利用

松田敏生

幸書房

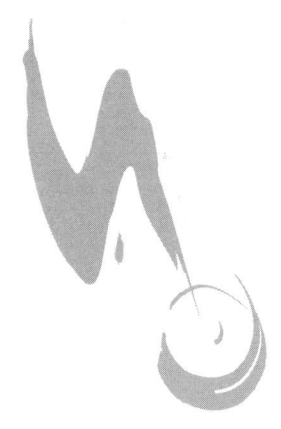

発刊に当たって

私の二男は，ソフトウェアー会社の立ち上げのために，会社から派遣されてインドのバンガロールに住んで3年になる．

何度か保存性のある日本食を送ろうとしたのだが，近くのスーパーや専門店に出かけても，インドに送れるような保存性のある食品はほとんど無いのであった．塩漬け，味噌漬け，粕漬け，糠漬けなどの漬物類，イワシやニシンやサンマやカレイなどの干物類は冷凍食品になっていたし，通常のハムやソーセージ，蒲鉾や竹輪などの水産練り製品も，常温では全く保存性がなかったので，インドに送ることは出来なかった．送れるものは，インスタントラーメンと，レトルト食品と缶詰だけであった．

結局，冷凍，冷蔵技術が未発達で，また輸送中の低温化技術が整備されていない地域に対しては，食品の保存も安全性も保証できないのであった．

インドでは電気は一応配備されているが，よく停電が起こるし，電圧も不安定で，冷蔵庫に入れておいても，しばしば腐敗が起こる．翻って我が国の事情を見ても，近くのスーパーへ行くと，スーパーの施設内では，冷蔵施設がほぼ完全に食品をカバーしているが，併設されている専門店では，非常にしばしば常温の床に山積みされた食品を見かける．

食品保存や危害微生物の制御技術は，冷蔵や冷凍にのみ頼っているだけではなく，もっと余裕のある対策で微生物制御に対する安全ネットを張っておかないと危険ではないのだろうか．もし地震や台風などの避けることが出来ない災害の発生によって，長期間の停電などが発生した場合，単純に食品の保存ではなく，人に対して危害を与える有害微生物だけは，ほぼ確実に制御できる化学的技術を，個々の重要な食品については確立し，いつでも利用できる体制を作っておくことが必要である．それには，保存料だから使用しないと言っていたのでは，災害時のイザというときには，対応できないだろう．

そこで，本書では，食品保存を目的とする化合物は，法定の保存料は避けて，食品危害微生物の制御を，保存料以外の化合物で達成するにはどうするかということを書いた．中身は吟味不十分や，調査不足の箇所があるが，その意を汲み取っていただければ幸いである．

「謝辞」

本書の刊行に当たり，資料の使用を許可下さった以下の各出版社，および引用をさせて戴いた著者と著作権者に，深く感謝申しあげる．

1. Institute of Food Technologists, Journal of Food Science. Vol71,72.より
   図 6-2 および図 6.3
2. International Association for Food Protection, Journal of Food Protection. vol64,65,66,68,69 より
   図 4-1,4-2,4-3,4-4,5-2,6-1

平成 21 年 3 月

松 田 敏 生

目　　次

■ 序　論

食品危害微生物のターゲット制御

―抗菌剤・日持向上剤の効果的利用―

〈保存料の評価〉

巷間（こうかん），保存料は着色料とともに最悪の食品添加物とされ，無添加，無農薬を商品の差別化の根拠とする食品市場では，保存料を使用しないことが，その差別化の大きい理由となっている．そして，大手の流通業者はコンビニの弁当や惣菜類に保存料の使用を中止しており，“保存料は必要ない”としている．保存料を使用しなくても問題が起こっていないとすれば，保存料は本当に不必要な食品添加物だということになる．

保存料の世間的な評価は，(1) 食品中にはもともと含まれていないもの，あるいは，食品でない化学物質“保存料”を食品に加えるのは，必要ではない物質を加えることを意味し，人の体はその物質を無害化したり，分解したり，体外へ排出するために余分な負担がかかる，(2) 微生物に抗菌作用を示す物質は人にも害作用を示す可能性がある，(3) 保存料は摂取した人の体に対してのみならず，子孫に対しても悪影響を与えるかもしれないし，この点については十分研究されていない，(4) 複数の保存料同士や，他の食品添加物との複合作用の安全性に対する影響はよく研究されていない，(5) 冷蔵や冷凍や包装技術が進歩した現状では，保存料など不必要である……などであり，これらの評価はわかりやすい．

しかし，指定添加物の保存料である安息香酸やプロピオン酸は，クランベリーやチーズ中には天然に含まれ[1-5]，食品として，または食品とともに人が長年月摂取してきたものであるし，保存効果を持つ酢酸や乳酸は発酵食品中で天然に作られ，食品中に両者が同時に存在している場合も多く，しかも両者には抗菌作用があり，この場合は不必要な物質を利用しているなどの評価とは相容れない.

〈化学的食品保存の歴史〉

冷蔵庫などのない時代は，食品保存は乾燥などと共に，化学的な保存が主であった．これらは，(1) 食塩の使用（水分活性の低下）による保存，(2) 発酵によって形成される乳酸や酢酸，プロピオン酸などの有機酸の抗菌作用による保存[3,6]，(3) 煙で燻(いぶ)す燻製で，効果の主役は煙中の各種の有機酸やフェノール類の抗菌作用による保存[7]，(4) 硫黄による燻蒸で，効果の主役は後に亜硫酸（塩）として食品添加物の保存料となる物質の抗菌作用による保存[8]，(5) 植物成分を利用するもので，多数の香辛料やそれらの精油類の抗菌作用による保存，植物体に形成された安息香酸[1,2,4,5]やクエン酸，リンゴ酸などの有機酸類の抗菌作用による保存，(6) 食塩中に含まれる硝酸塩や亜硝酸塩の利用[9]で，現在わが国では発色剤とされている物質の抗菌作用による保存などである.

これらの技術は，チーズやヨーグルトなどの発酵乳製品，発酵ソーセージなどの発酵食肉製品，塩辛類，漬物類，寿司，馴(な)れ寿司，味噌，魚や肉類の燻製などで，現代においても実用されており，明らかに“化学的な食品保存技術”であるが，亜硫酸や亜硝酸塩の場合を除けば，保存料による保存と原理的には同じであっても，非難されてはいない.

〈保存料の指定〉

保存料とは「食品衛生法で定める食品・食品添加物の規格基準で，保存料と指定分類されているもので，指定添加物と既存添加物の両区分に存在」している．しかし，その数は多くはなく，指定添加物では当該化合物とその塩類など（例えばナトリウム塩とカリウム塩）を同一種とすれば，安息香酸，ソルビン酸，プロピオン酸，デヒドロ酢酸，パラオキシ安息香酸エステル，および亜硫酸など 6 種類，一方，既存添加物ではウド抽出物，エゴノキ抽出物，カワラヨモギ抽出物，酵素分解ハトムギ抽出物，しらこタンパク抽出物，ツヤプリシン，ペクチン分解物，ε-ポリリシンの８種を数えるにすぎない．

しかし，保存料と認定されたもの以外にも，抗菌作用を持ち，食品を保存したり，食中毒の原因となる危害微生物を制御できる化合物が多く存在している．例えば，酢酸，乳酸，クエン酸，フマル酸，アジピン酸などの有機酸，リゾチームやラクトフェリンのような酵素やタンパク質類，グリシンなどのアミノ酸，幾つかの有機酸のエステル類（グリセリン脂肪酸エステルやショ糖脂肪酸エステルなど），乳酸菌類の作る抗菌性タンパク質（バクテリオシン）類，オイゲノール，カルバクロール，チモール，シンナムアルデヒドなど多くの香辛料やその精油類，キトサンとその軽度分解物，金属キレーター，特定の微生物をターゲットとするバクテリオファージなどを挙げることができる．

〈世間的な評価と，実情とのずれ〉

このような状況では，最初に示した保存料に対する世間的な評価に対しては幾つかのずれを感じる．例えば，(1) マスコミや流通業者が保存料を使用しないことを製品の差別化の根拠としているが，保存料以外のもので化学的に食品の保存が可能であれば，その差別化は意味があるのだろうか．(2) 多くの発酵食品で食品中に乳酸，酢酸，プロピオン酸などを微生物によって形成させる方法で食品の保存を達成すれば，それは問われないのか．(3) 保存料に代わって利用されて来ている香辛料などの多くの天然物は，成分の粗抽出物程度のものが多く，純度の不足や安全性テストの不十分さは顧みなくてもよいのだろうか．(4) 保存料と指定された故に使用されなくなった幾つかの優秀な化合物，例えばポリリシンは，食品保存にも有効だが，食品を汚染して人に危害をもたらす微生物の *Escherichia coli* O157:H7，*Salmonella* Typhimurium，*Listeria monocytogenes* を極めて低濃度で，培地中や食品成分をも含む培地中で生育を制御できることが報告されている[10,11]．その上，安全性テストでもほぼ完全にその安全性が実験によって確認されており[12]，この化合物が保存料とされている故に，特定の流通チェーンでは使用しないとすれば，安全対策上不便ではないのか．(5) わが国で保存料に区分される多くの化合物は，外国では広く利用されていて，年間2,000万人に達する日本からの海外旅行者は，海外ではその国の基準による保存料が使用された食品を食べていることになるが，海外とわが国の添加物摂取の上で整合性を欠くことになるのではないか．

これまでの議論のあいまいさは，“保存料”あるいは“食品微生物の化学的制御”が，その目的，作用効果，必要とされる機能や，評価について本質的な検討と定義が行われてこなかったことが原因と考えられる．

本書では，保存料と食品微生物の化学的制御について，目的，効果，必要とされる機能や新たな可能性について検討を加え，今後の開発の方向を提案したい．

引用文献

1) 栗崎淳一，笹子謙治，津郷友吉，山内邦男：チーズにおける安息香酸の生成について，食衛誌, **14**, 25–30 (1973)

2) 永山敏広，西島基弘，安田和男，斉藤和夫，上村　尚，井部明広，牛山博文，永山美智子，井伊家寿太：果実及び果実加工品中の安息香酸，食衛誌，**24**，416–422 (1983)

3) 高橋まゆみ，蕨　由美，野沢恒平，増井　武，小澤知之，松橋典子，兵頭直子：市販チーズ中のプロピオン酸含量調査，食衛誌, **27**, 87–90 (1986)

4) Marwan, A. G. and Nagel, C.W. : Characterization of Cranberry Benzoates and Their Antimicrobial Properties, *J. Food Sci.*, **51**, 1069 (1986)

5) Marwan, A. G. and Nagel, C. W. : Microbial Inhibitors of Cranberries, *J. Food Sci.*, **51**, 1009–1013 (1986)

6) 藤井建夫，佐々木達夫，奥積昌世：さば馴れ寿司の化学成分と微生物相，日本水産学会誌, **58**, 891–894 (1992)

7) Toth, L. and Potthast, L : Chemical Aspect of the Smoking of Meat and Meat Products, *Adv. Food Res.*, **29**, 87–158 (1984)

8) Lueck, E. and Martin, J. : Sulfur Dioxide, in Antimicrobial Food Additives :

Characteristics, Uses, Effects, 2nd revised and enlarged edition, p.102–115, Springer, New York (1995)

9) Tompkin, R. B. : Nitrite, in Antimicrobials in Food, Third edition, p.169–236, edited by Davidson, P. M., Sofos, J.N. and Branen, A.L., CRC, Taylor and Francis, Boca Raton (2005)

10) Geornaras, I. and Sofos, J. N. : Activity of ε–Polylysine against *Escherichia coli* O157:H7, *Salmonella* Typhimurium, and *Listeria monocytogenes, J. Food Sci.*, **70**, M404–408 (2005)

11) Yoon, I., Geornaras, Y., Belk, K. E., Smith, G. C. and Sofos, J. N. : Antimicrobial Activity of ε–Polylysine against *Escherichia coli* O157:H7, *Salmonella* Typhimurium, and *Listeria monocytogenes* in Various Food Extracts, *J. Food Sci.*, **72**, M330–334 (2007)

12) Hiraki, J., Ichikawa, T., Nonomiya, S., Seki, H., Uohama, K., Seki, H., Kimura, S., Yanagimoto, Y. and Barnett Jr, J. W. : Use of ADME studies to confirm the safety of ε–polylysine as a preservative in food, *Regul. Toxicol. Pharmacol.*, **37**, 328–340 (2003)

1. 化学的食品微生物制御の目的

化学的な食品微生物制御を行うとき，その目的によって (1) 食品の保存，(2) 食品の危害微生物制御，に分けて考えることが必要である．この二つは，技術的には同じように化学的に食品微生物を制御することであるが，方法，内容，評価が全く異なっている．

食品の保存は一種の“経済活動”であり，食品危害微生物の制御は，“食品の安全性を守る活動”である．両者の違いは，表 1-1 に示すとおりである．

表 1-1 化学的微生物制御の目的に基づく分類

目　的	活動内容の特徴
(1) 食品保存 腐敗・変敗による食品の損失の防止 食品のコスト低下と低価格の維持 食品・食料の流通期間と距離の延長 生産規模の拡大 飢餓と貧困の防止	経済的活動
(2) 危害微生物の制御 危害微生物によるリスクの低下 危害微生物の殺菌・滅菌・制菌 危害微生物の除去・菌数減少 食品原性の疾病の予防	安全性の維持

保存料をめぐる数々の不毛な議論は，両者を一緒にして議論しているために，その目的と評価が噛み合わない．その上，効果についての実証的なデータの準備不足，十分に根拠を整理しない感情的な批判，経済効果を証明しない主張などが混在していることも混乱の原因であろう．

1.1 食品の保存

食品の保存は，安価に，ほぼ均一な品質の食品を，広く消費者に提供しようとすることに意義があり，これは経済的な活動である．しかし，経済的な目的のために化学的な物質を食品に添加して食品保存を達成しようとすることには，消費者は抵抗感をもっている．

その上，腐敗による食品の損失の防止，食品のコストの低下，流通範囲の拡大，生産規模の拡大，飢餓と貧困の防止と言ってみても，裕福な国家や社会（これは，つい最近までの日本社会であった）では，価格が高くても金に糸目を付けずに購入すれば，新鮮で美味しい食品は世界中のどこからでも，また，いつでも手に入れることができる（と考えられてきた）．さらに，消費期限や賞味期限の迫った食品は，廃棄してしまえば，誰からもクレームは付けられず，むしろ安全な食品を消費者に提供することに努めていると称賛される例だってある．

したがって保存料は不要であるという一部の流通業界の主張は的を射ていると言えるのである．

なお，消費者が家庭で廃棄する例も含めて，あまりに廃棄される食品が多いので，食品リサイクル法が立法，施行されているが，この法律は廃棄される食品を元の食品に戻すことではなく，家畜の飼料や，植物の肥料に再利用しようとする法律である．実際，廃棄される食品の比率は，エネルギーレベルで供給された食品の 26％に達しているという報告もある[1]．しかも，実は廃棄される食品の 60％以上もまた，外貨を払って輸入された食品である．ここで，化学的な食品保存の効果と求められる条件を示すと，表 1-2 のようになる．

保存料による食品の微生物制御が，それによって食品の安全性向上に寄与する部分は，食品を冷蔵保存する場合の低温性の病原性細菌の生育阻害と，加熱によって発生する可能性のある毒性をもつ化合物の生成防止であり，それなりに重要ではあるが，やはり経済的な効果が主な目的

表 1-2 化学的食品保存（保存料）の効果と求められる条件

化学的食品保存（保存料）の効果	保存料に求められる条件
食品の腐敗菌を主として制御し，腐敗や変敗の防止.	できるだけ多くの種類の微生物を制御できること.
殺菌のための加熱による有害成分の形成阻止.	静菌的に作用して微生物の生育を遅延させてもよい.
加熱による風味・品質の変化の防止.	低コストであること.
冷蔵時の有害低温細菌の増殖阻止.	安全性が高いこと.
一定品質の食品の生産規模・流通範囲の拡大.	食品の品質(色，匂い，味，粘弾性など)に影響しないこと.
飢餓・貧困の防止.	

であることがわかる．それならお金を払っても良いから保存料不使用品を購入するというのが，消費者の気持ちであろう．

実際，保存性の高い食品は，保存性の低い食品よりどれだけ高価であるかと言うのは，ほとんど具体的な調査が行われていない．資料としては古いが，1975 年に筆者が試みたものでは，例えば，木綿豆腐と凍り豆腐で比較すると，同一量のタンパク質 75g を摂取する費用は，保存性の低い木綿豆腐では 167 円必要であるが，保存性の高い凍り豆腐では 36 円で済むし，保存性の低い牛乳と発酵によって保存性が高くなったチーズを比較すると，牛乳が 417 円に対しチーズは 213 円ですむ[2)].

しかし，仮に保存料使用によって保存性が高められてコストの低いものと，不使用によってコストの高いものが生産，販売されたとしても，選択の決定権は，比較的裕福な消費者によることになるので，一部の保存料生産業者や販売業者が保存料の必要性を説明したとしても，“保存料”として販売している限りは事態の好転（業者にとっての？）は望むべくもないであろう．

それでは，食品微生物の化学的制御は全く必要ないのであろうか？

1.2 食品危害微生物の化学的制御

食品微生物の化学的制御は，始めに述べたように，食品保存を目的とせず，食品の安全を脅かす危害微生物の制御が目的なら，全く話は異なる．アメリカでは，食品を原因とする疾病の数は 7,600 万例に及び，その結果 32 万 5,000 人の入院患者が生じ，その内，5,000 人の死亡が起こっていると推定されている[3)].

それで，アメリカの食品関係学術研究誌を見ると，保存料（この場合 Food Preservative）の研究を主題とした研究誌は全く見当たらない．これに対し，

Journal of Food Protection,

Journal of Food Safety,

Journal of Food Science の Food Microbiology and Safety Section

などでは，微生物によって脅かされている食品の安全性をいかに守るかということに，研究と開発の報告が集中している．

わが国では，化学的な食品微生物制御に対する考え方とか，制度とか，市場の評価とかは，大変遅れており，使う必要性が著しく薄れてきている“保存料”という名称が後生大事に残されている．しかも，限られた存在となってしまった“保存料”の名称の使用が市場では忌避され，不必要とされ，結果として業界の混乱を招き，需要家の消費者には，もしかすると異常に高価な食品を提供する結果となり，それでいて，必ずしも安全な食品を提供することには成功していないような体制を作り出しているのではないか．

そこで，食品の危害微生物制御を目的とする化学的微生物制御について，効果とその目的に必要な条件を，表 1-3 のようにまとめてみた．

食品由来の微生物による疾病の防止は，グローバル化に伴って人や食品に伴って入ってきた微生物，Ready to Eat 食品（調理済み食品）のように，調理後に加熱過程が無いために調理加工後に食品中で増殖する微生

表 1-3　食品危害微生物の化学的制御

効　　果	化合物に求められる条件
食品由来危害微生物による疾病の予防と阻止. 危害微生物の殺菌・滅菌. 危害微生物の生育阻止と阻害. 危害微生物の低リスク菌数への低下. 効果とコストおよび安全性とのバランスが検討される. *J. Food Protection* の世界で評価. *J. Food Safety*, *J. Food Sci.* の Safety Section で評価.	殺菌あるいは滅菌的な作用を主作用とすること. 特定の危害微生物のみを標的として制御することでも良い. 効果の確実性と安定性（確実に低リスクレベルに菌数を低下させる). 長期間にわたり菌の増殖を阻止することが可能であること. 食品の品質に影響しない. 安全性は，効果とのバランスで評価される場合がある.

物，低塩化に伴い食品中で増殖する微生物，芽出し食品（スプラウト，sprout）の芽出し培養工程で増殖する微生物，冷蔵食品の増加に伴う低温下に増殖する微生物，加熱困難あるいは加熱不可能な食品の微生物などを完全に制御することによって行われねばならない.

ここに明らかなように，危害微生物の制御を目的とする場合に，利用する化合物の作用として重要なのは，標的とする微生物を確実に制御し，生育を阻止し，菌数を減少させ，その微生物によるリスクを低下させることである．そして，さらに重要なことは，標的とする微生物以外の微生物に対しては，効果の有無はあまり重要視されていないことである．これは，標的とする微生物以外に対しては，代替えの方法や技術があり得ることが多いからかも知れない.

この標的微生物とそれ以外の微生物に対する選択的な作用については，例えば，最近アメリカでは，*Listeria monocytogenes*（リステリア菌）に対して，この微生物だけを標的として殺菌するバクテリオファージ（細菌ウイルス）の使用が GRAS（Generally Recognized As Safe：一般に安全と認められる）として認可されたが[4)]，ご承知のように，バクテリオファージは非常に種特異性が高いので，この場合は，*Listeria monocytogenes* 以外の微生物には，全く作用しない．しかし，有害微生物の制御を目的とする場合は，このような技術も認められる．

また，亜硝酸は多くの微生物に抗菌活性を示すが，特に嫌気的条件下に活性を強く示し[5]，その結果，食肉製品の危害細菌である *Clostridium botulinum*（ボツリヌス菌）の生育と毒素の産性を効果的に抑制する．亜硝酸の抗菌活性は，このように特定の条件下で極めて特異的である．

このように，危害微生物の化学的制御は，保存料による食品の保存とは，本質的に異なっていて，作用の対象とする微生物に選択性のあることが，むしろ望ましいことが多い．したがって，利用する化合物も保存料とは一部異なっており，方法や評価の仕方も違っている．化学的な技術による食品微生物の制御は，それ故，以上の条件を踏まえた上で，人に危害をもたらす微生物の制御に重点を置いて研究開発しなければならない．

1.3　食品危害微生物

ここで言う危害微生物とは，表 1-4 に示すとおり，食品由来の，食中毒を起こすような細菌類である．しかし，厚生労働省によってまとめられたこの表では，許容菌量が非常に厳しくなっている．したがって，このためには，効果的にこれらの食中毒細菌を，許容レベル以下に引き下げるような作用の化学的処理が求められる[6]．

1.4　抗菌作用をもつ化合物とその中の保存料の位置

表 1-5 には，現在の食品衛生法におけるほぼ全ての抗菌作用を持つ化合物，並びにその中で保存料と指定されているものを示した．

この表から明らかなように，抗菌作用を持っていて食品微生物制御の目的で食品に利用できる化合物は，“保存料” と分類されているものよ

表 1-4　主な食中毒細菌とその性質[5)]

菌　種	汚 染 源	発 症 菌 量	許容菌量	熱抵抗性（D 値）
腸炎ビブリオ	海水，魚介類	10^6〜10^9/人	＜10^2/g	47℃：0.8〜6.5
黄色ブドウ球菌	ヒト，食鳥肉	10^5〜10^6/人	＜10^2/g	60℃：2.1〜42.35
サルモネラ	ヒト，動物の糞便，食肉，食鳥肉，卵	1〜10^9/人	＜1/25g	60℃：3〜19
カンピロバクター	ヒト，動物の糞便，食肉，食鳥肉	＞5×10^2/人	＜1/25g	60℃：1.33
病原大腸菌	ヒト，動物の糞便，食肉，食鳥肉	10^6〜10^{10}/人	＜10/g	60℃：1.67
大腸菌 O157:H7	ヒト，動物の糞便，乳，食肉，食鳥肉	10〜100/人	＜1/25g	同上
ウエルシュ菌	ヒト，動物の糞便，乳，食肉，食鳥肉	10^6〜10^{11}/人	＜10^2/g	100℃：2〜＞100
ボツリヌス菌	土壌，魚介類，容器包装食品	3×10^2/人	＜1/g	タンパク質分解菌 121℃：0.23〜0.3 タンパク質非分解菌 82.2℃：0.8〜6.6
セレウス菌	穀物類，香辛料，調味料，土壌	10^5〜10^{11}/人	＜10^2/g	嘔吐 85℃：50.1〜106 下痢 85℃：32.1〜75
エルシニア・エンテロコリチカ	乳，食肉・食鳥肉，魚介類，カキ，生野菜	3.9×10^7〜10^9/人	＜10^2/g	62.8℃：0.24〜0.96
リステリア	乳，食肉・食鳥肉，魚介類，昆虫類	＞10^3〜10^5/人	＜10/g	60℃：2.61〜8.3
赤痢菌 *S. flexneri*	ヒト糞便，魚介類，水	10^2〜10^9/人	＜1/g	グラム陰性菌同様
コレラ菌	海水，魚介類，ヒト糞便	10^3/人	＜1/g	グラム陰性菌同様

表 1-5　食品用抗菌性化合物

分　　類	主な化合物	備　　考
有機酸型	**安息香酸，ソルビン酸，プロピオン酸，デヒドロ酢酸，パラオキシ安息香酸エステル**	**保存料**
	酢酸，乳酸，クエン酸，アジピン酸，フマル酸，酒石酸，アスコルビン酸	酸味料，pH 調整剤
タンパク質型		
カチオン型	**プロタミン，ポリリシン**	**保存料**
バクテリオシン	**ナイシン**，バクテリオシン類	**ナイシン（保存料）**
酵素類	リゾチーム，ラクトペルオキシダーゼ	
その他	ラクトフェリン，ラクトフェリシン，ラクトグロブリン，オボトランスフェリン，アビジンなど	
界面活性剤型	グリセリン脂肪酸エステル ショ糖脂肪酸エスエルなど	グラム陽性細菌に有効なものが多い
その他型		
強アルカリ型	第三リン酸ナトリウム，焼成カルシウム	
キレーター型	重合リン酸塩，EDTA 塩，クエン酸塩	
香辛料，精油	シナモン，メース，クローブ，セージ，オレガノ，チオフェノール類（ワサビ，カラシ成分，AIT）など	
	ヒノキチオール，フィトフェノール（カフェ酸，クマル酸など約 75 品目）	ヒノキチオール（保存料）
	フラボノイド，カテキン酸，シニグリンなど	
	ウド抽出物，ホオノキ抽出物，エゴノキ抽出物，カワラヨモギ抽出物，レンギョウ抽出物，酵素分解ハトムギ抽出物	保存料
サポニン型	トウガラシ抽出物，ユッカフォーム抽出物	酵母に特異的作用
糖質型	**ペクチン分解物**，キトサンおよび軽度分解物	**ペクチン分解物（保存料）**
酸化型	過酸化水素，オゾン，二酸化塩素，過酢酸など	
無機塩型	亜硝酸（塩），**亜硫酸（塩）**，次亜塩素酸（塩）	発色剤，**保存料**，酸化防止剤，殺菌料
その他	グリシン，メラノイジン色素，モウソウチク成分など	グリシン（調味料）
	チアミンラウリル硫酸塩	強化剤
	ロイテリン	
食品成分	エタノール，乳酸菌濃縮物，ホップ成分，醸造酢など	

太字は保存料に指定されているもの．

りよりずっと数が多い．これは，厚生労働大臣が安全と認めて指定した食品添加物（指定添加物）の中での話である．

一方これに対し，天然物や天然物から抽出されて食品に使用されてきた食品添加物は，平成 7 年に経過措置として“既存添加物”として収載されたが，その中で食品の保存を目的として使用されてきたものの一部は“既存添加物の保存料”と認定されている．しかし，既存添加物でも，保存料と認定されたものより，抗菌作用を有するが保存料ではないものの方が多い．

指定添加物の保存料と，既存添加物の保存料の大きな違いは，前者は使用基準（対象食品，使用量）が定められているのに対し，“既存添加物の保存料”は，全く使用基準が定められておらず，どの食品にも，またどの程度の量でも使用してよいことである．

このような使用基準の有無は，指定添加物の中でも見られ，使用基準の定められていない指定添加物には，抗菌作用を有する酸味料，乳化剤，pH 調整剤，栄養強化剤，かんすい，調味料などがあり，これらの大部分は使用対象食品や，使用量には制限がない．

また，正式な法律用語ではないが，“日持向上剤”があり，これらは，シェルフライフ延長剤ともいわれ，保存性の低い食品に対して，数日といった比較的短期間の食品の腐敗や変敗を抑える目的で添加される添加

表 1-6　日持向上剤

添加物の区分	化合物名	用途	備考
指定添加物	酢酸，酢酸ナトリウム	酸味料，pH 調整剤	保存効果
	グリシン	調味料	保存効果
	グリセリン脂肪酸エステル	乳化剤	保存効果
	チアミンラウリル硫酸塩	強化剤	保存効果
既存添加物	オレガノ抽出物など 18 種の天然物	多くは製造用材	
	リゾチーム	酵素	保存効果
食　品	エタノール		保存・殺菌効果

物およびその製剤のことである．この中には，添加物ではないエタノールも含まれるが，主な日持向上剤を挙げると，表 **1-6** のようである．日持向上剤を使用すれば，その物質名を表示することが求められる．

このように，やや一貫性に欠ける食品衛生法上の取り扱いであるが，保存料を使用しないで，有害な食品微生物を制御しようとするには，このような法律的な規制を考慮に入れた対策を立てることが必要である．

引用文献

1) 橋本直樹：日本の食糧環境，その 1，食料自給率はなぜ低下したのか，*New Food Ind.*, **45**, 36–46 (2003)
2) 松田敏生：一定量のたんぱく質の摂取に対する購入費用（コスト）の比較，*New Food Ind.*, **17**, 55–60 (1975)
3) Mead, P. S., Slutsker, L., Dietz, V., McCaig, L. F., Bresee, J. S., Shaspiro, C., Griffin, P. M. and Tauxe, R. V. : Food-related illness and death in the United States, *Emerg., Infect. Dis.*, **5**, 607–625 (1999)
4) Hagens, S. and Offerhaus, M. L. : Bacteriophages—New Weapons for Food Safety, *Food Technol.*, **62**(4), 46–54 (2008)
5) Castellani, A. G. and Niven, C. E. : Factors affecting the bacteriostatic action of sodium nitrite, *Appl. Microbiol.*, **16**, 154–159 (1955)
6) 厚生省生活衛生局乳肉衛生課監修，動物性食品の HACCP 研究班編集：HACCP：衛生管理計画の作成と実践，総集編, pp.18–19, 中央法規出版 (1997)

2. 化学的な微生物制御に関係する各種の条件

2.1 HACCP

食品の安全性を守るには，通常食品を生産するプロセスを管理するHACCP（危害分析・重要管理点方式）によって達成されるのが最も近代的な方法である．HACCPは，最初Pillsbury社により宇宙食製造に当たって開発された合理的な管理方法である．あまり強調されてはいないが，食品の製造においてその安全性を確保するには，最終製品の検査には頼らないことがポイントの一つである[1)]．これには二つの理由があり，最終製品の検査では検査結果の出るまでに時間がかかり過ぎることと，検査結果が“特定の微生物が陰性”と出ても，それだけでは当該食品の安全性は保証できないことによる．これは図2-1のとおりである．

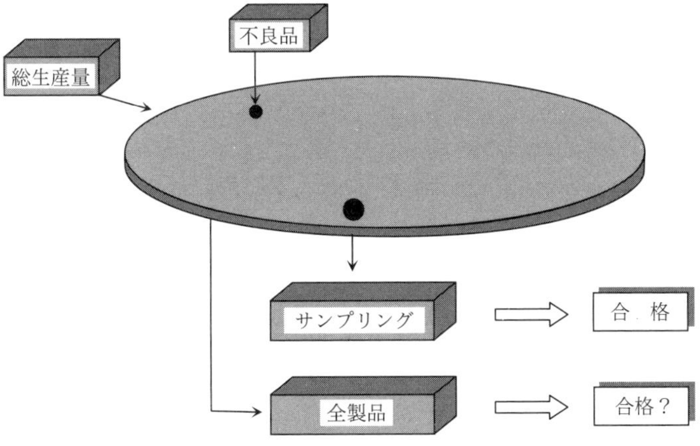

図2-1　検査のサンプリングと結果の信頼性

したがって，HACCPによる食品の安全性確保に当たっては，効果が確信できるCCP（重要管理点）の設定と，適切なモニタリングによって，プロセスの確実な実施および，効果の確認と把握を行い，それによって，最終製品の安全性を確保することが大事である．

HACCPの実施に当たっては，化学的技術は二つの面で関連している．その1は一般管理事項の中で，環境，設備，家屋（建屋），人などの衛生化に化学的技術を利用することで，次亜塩素酸（塩），エタノール（製剤），ビグアニド製剤，オゾン，ヨウ素（製剤），第四アンモニウム塩，アルカリ製剤などが挙げられる．その2は，CCPとして例えば，食品のpHの調整（なんらかの有機酸あるいは無機酸の利用），水分活性の調整を目的とする成分の利用などが挙げられる．

先に述べたように，検査に頼っていては，食品の安全性を確保することは困難であることは明白なので，確実な効果を期待できる化学的な技術を利用することは，十分意味のあることである．しかし，現状ではHACCP実施に当たっては，化学的技術は，多くの場合HACCP実施における前提条件である衛生的な条件設定のための一般管理事項の遂行に当たることで終わることが多い．

2.2　化学的な微生物制御の効果に影響する因子

食品中の細菌の化学的な制御は，培地中のように化学物質と微生物のみの接触に限られず，多くの因子によって結果が決まる．それらは，食品内の因子と食品外の因子に分けられ，食品内からの因子は，食品成分（タンパク質（量と質），炭水化物（量と質），脂肪（量）），pH，水分および水分活性などであり，食品外の因子は，加熱（温度と時間），保存温度，湿度，外気中の微生物，外気の成分（酸素，窒素，炭酸ガス（量と比）），抗菌性のある化学物質（添加あるいは内部形成）などである．

食品の微生物を制御しようとすれば，以上のような因子を考慮しなが

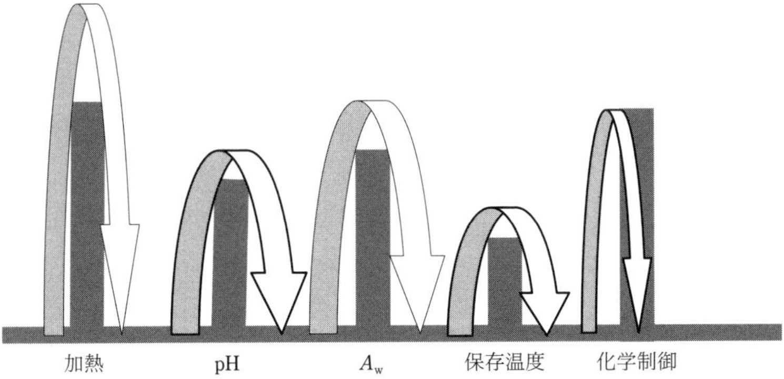

図 2-2　ライスナーのハードルテクノロジー模式図

ら，条件を決定しなければならないが，加熱殺菌のような簡単な操作をみても，HACCP の解説書には，特に食品内からもたらされる多くの因子に基づく条件については，ほとんど触れられていないのが現状である．

食品微生物の制御を食品内外の因子を考慮して実行しようとしたのは，ライスナー（L. Leistner）で，彼の提唱したハードルテクノロジー理論[3] では，内外の要因を区別しないで，微生物に抑制的に働く因子を全て微生物の生育に対するハードルと捕え，幾つかのハードルを組み合わせれば，それぞれのハードルは小さくても（したがって，個々のハードルの食品の品質や安全性に対する影響が小さい），効果的に食品の微生物を制御することができると言うものであった（図 2-2）．

しかし，ライスナーの理論では，ハードルがすべての場合に微生物の生育に抑制的に働くと仮定されているが，必ずしも各ハードルがそのように働くとは限らない．例えば，加熱による殺菌効果は，水分活性に影響され，水分活性を低下させると，それに伴って微生物の耐熱性は高まり，通常，水分活性値が 0.2 ないし 0.4 程度の間では，最大の耐熱性を微生物胞子が示すようになる（図 2-3）[2]．

この例は，微生物の生育を抑制するために，低い水分活性値に設定した食品では，加熱殺菌の条件はそれなりに強めなくてはならないことを

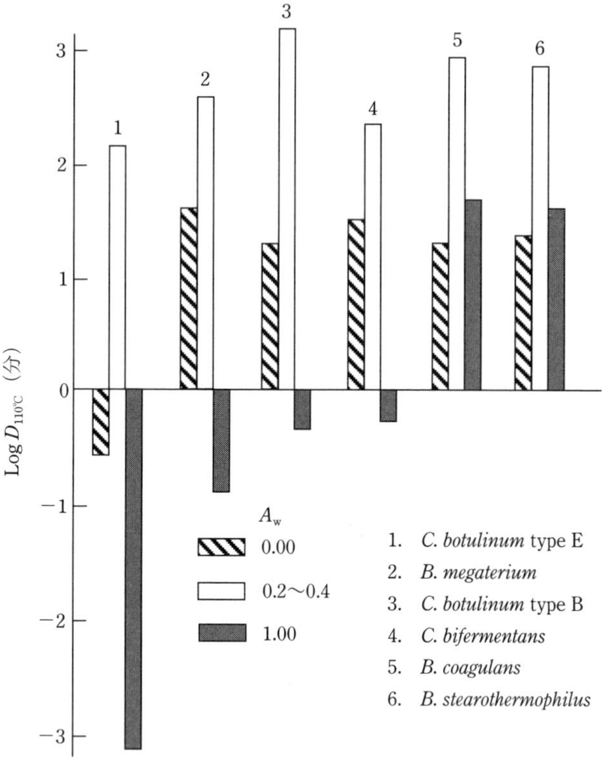

図 2-3 細菌胞子の加熱殺菌（$D_{110℃}$）に対する水分活性（A_w）の影響[2)]

意味している．

さて，ライスナーは多くの技術をハードルとして示していて，その中にはきわめて多くの化学的な技術がハードルとして挙げられている（表 2-1）[3)]．

この中の化学的ハードルには，現在のわが国の指定保存料の安息香酸，ソルビン酸，プロピオン酸などが示されているほかに，酸味料や pH 調整剤，多くの天然系抗菌剤，キレーターなどが示され，ライスナーの考えでは，これらの化学的技術を総動員して，食品保存に役立てようとしたのであろう．なお，英国の Roller は，ライスナーの提唱するように，各ハードルが順にシリーズに並んでいるのではなく，微生物に対しては

表 2-1 ライスナーの示すハードルの例[3)]

ハードルの種類	ハ ー ド ル 名
1. 物理的	低温，高温（加熱） 包装（真空,，機能，可食），圧力 マイクロウエーブ，紫外線，放射線 オーミック加熱，高電圧パルス，高周波，振動磁場，動的光線殺菌，超音波
2. 物理化学的	水分活性 ガス置換（炭酸ガス，酸素，窒素） エマルジョン，固定化発酵 pH，Eh
3. 化学的	保存料（乳酸，酢酸，プロピオン酸，クエン酸，ソルビン酸，安息香酸） 重合リン酸塩，プロピレングリコール，フェノール，モノラウリン，亜硫酸，亜硝酸，硝酸，次亜塩素酸 キレーター キトサン，遊離脂肪酸，メイラード反応物，エタノール，香辛料（精油），オゾン ラクトペルオキシダーゼ，リゾチーム，ナイシン
4. 生物学的	乳酸菌，プロピオン酸菌

各ハードルが同時に障壁として働くので，要するにその時点で，合一されたハードルを微生物が一挙に越えられるかどうかで結果が判断されると述べ，ハードルテクノロジーというより，多因子による食品保存というべきだと述べている[4)].

しかし，ライスナーは基本を食品保存に置いており，食品に危害を及ぼす微生物によるリスクを低下させることに重点を置いた微生物制御には至っていない．彼の場合は，食品保存とは危害微生物による食品の汚染や変敗の制御を含めた“保全”であったというべきであろう．

2.3 主な因子と化学的技術との組み合わせ

食品製造の上で，化学的技術との組み合わせで重要なものは，食品外因子として加熱と保存温度，食品内因子として pH と水分活性であろう．この二つの効果は，利用する化合物の構造からもある程度推定することができる．

2.3.1 加熱と化学的技術

化学物質が，加熱との間に相乗的な併用効果を示す場合は，(1) 当該化合物の存在下に加熱することによって，汚染細菌がより効果的に殺菌される場合と，(2) 加熱によって，易熱性の細菌（熱に弱い細菌）が殺菌され，生き残った熱抵抗性の高い細菌胞子のみが食品を汚染し危害や腐敗の主原因となった場合の細菌胞子に対する選択的な化合物による制御に分けられる．

(1) の場合は，微生物の細胞膜（壁）に障害を与える作用をもつタイプの化合物は通常，加熱との併用効果（時には相乗作用）が見られる．これらの主なものは，次のとおりである．

a. 幾つかの金属キレート作用を持つ化合物：重合リン酸塩[5,6]，EDTA[5,7,8]，クエン酸（塩）[9,10] などである．

b. 細菌細胞壁穿孔（せんこう）性化合物：ナイシン[11]，およびペディオシン様の cystibiotics に属するバクテリオシン類[12] などの特定のバクテリオシンがある．ナイシンによる細菌細胞に対する穿孔の概念図を示すと，図 2-4 のようである．このナイシンの細菌細胞に対する穿孔性は，加熱以外にも，高圧や PEF（パルス電界）などの物理的な細菌制御技術との相乗的な効果が多く示されている．

c. 細菌細胞膜に損傷をもたらす化合物：ショ糖脂肪酸エステル[13]，グリセリン脂肪酸エステル[14] や，しらこタンパク抽出物[15]，アジピン酸[16]，ソルビン酸[17] などである．

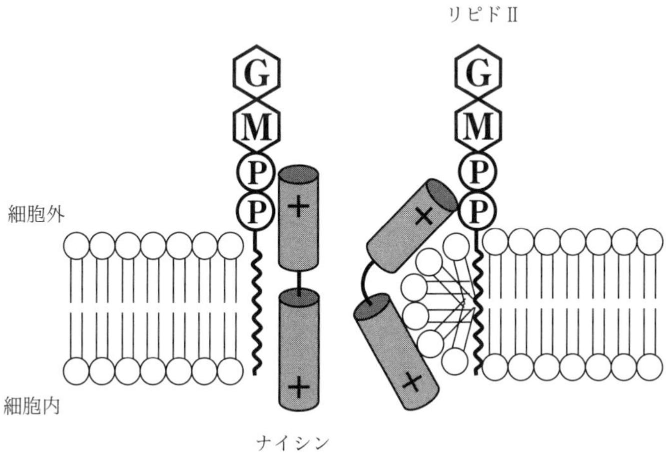

図 2–4　ナイシンの細菌細胞に対する穿孔作用の模式図[11)]

表 2–2　ショ糖脂肪酸エステルおよびグリセリン脂肪酸エステルによるコーンスープ中の耐熱性細菌芽胞の殺菌[13,14)]

殺菌条件	DGPC 16M			SE (HLB 16)		
	0	1,000	2,000	0	1,000	2,000
$F_0 = 30$	30	30	0	30	30	2
$F_0 = 40$	30	30	0	30	30	1
$F_0 = 50$	30	30	0	30	30	0

DGPC 16M：パルミチン酸ジグリセリド，SE (HLB 16)：ショ糖パルミチン酸エステル．
単位：ppm．

これらの化合物で，実際に加熱殺菌の補助として利用されているのは，ナイシン，ショ糖脂肪酸エステル，および一部のグリセリン脂肪酸エステル（ジグリセリン脂肪酸エステル）である．使用例を表 2–2 に示した．

(2) は，多くの包装後加熱食品の場合で，プラスチック包装のソーセージ類などが属している．関係する微生物は，加熱後にも生存した細菌胞子で，主に *Bacillus subtilis*，*B.cereus* などの好気性ないし通性嫌気性細菌胞子や，*Clostridium* 属の細菌胞子などである．これらの細菌胞子の加熱による選択後の制御は，比較的容易である．効果を示す化合物の例としては，ナイシン，しらこタンパク抽出物，乳酸やソルビン酸などの有機酸（塩）の単独ないしは組み合わせによる効果が報告されている．

2.3.2 pH と化学的技術

化学的技術は，pH と二つの形で関係している．

(1) 化合物が，有機酸（塩）または無機酸（塩）の場合で，pH の低下に伴う非解離型の分子の増加によって，抗菌活性が増大する[18]．

a. 酢酸，乳酸，プロピオン酸，クエン酸，安息香酸，ソルビン酸などの有機酸（塩）．

b. 次亜塩素酸（塩），亜硝酸（塩），亜硫酸（塩）などの無機酸（塩）．

(2) カチオン型化合物の場合，アルカリ性への移行に伴って，化合物の非解離分子の割合が増し抗菌活性が増大する．しらこタンパク抽出物[19]やポリリシンなどがこの化合物群に属する．

(3) 活性分子の解離状態とは関係なしに当該分子の最適 pH 域や最安定 pH 域では，活性が強く発揮され，また安定性も維持されるので，このような理由で pH が効果に関係する．実例は，ナイシン[20]，リゾチーム[21]，多くのバクテリオシンや抗菌性酵素タンパク質などである．

2.3.3 水分や水分活性と化学的技術

化学的制菌技術は，食品中の水分量と，食品の水分活性の両者に影響を受ける．

(1) 食品の水分活性と化学物質の作用：ライスナーのハードルテクノロジーでも示されているように，水分活性の低下は，微生物の生育にとっては生育阻害の重要なハードルであり，低い水分活性値と，抗菌作用を持つ化合物の組み合わせは，常識的に効果的に微生物を制御する．

水分活性の低下と化学的制菌との関係は，通常食品中では食塩によることが多いが，例として *Clostridium botulinum* B および E 型菌による毒

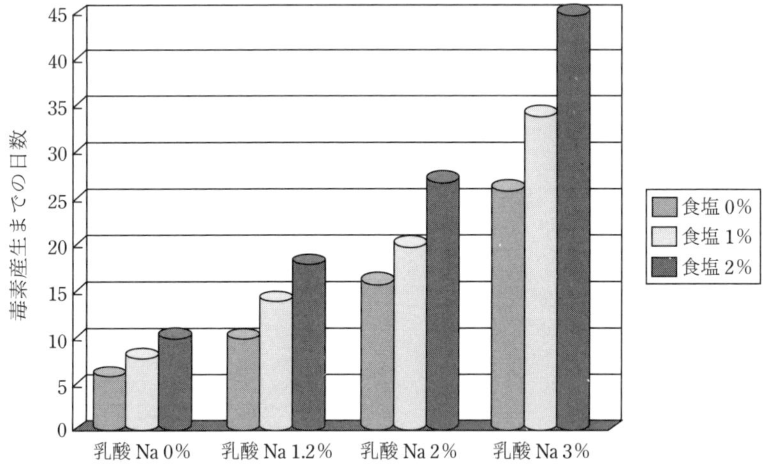

図 2-5　*C.botulinum* B 型および E 型菌の毒素産生までの日数と乳酸ナトリウムおよび食塩濃度との関係（保存温度 8℃，10^2/g 胞子接種）[22]

表 2-3　化合物の培地中の最小発育阻止濃度と食品中の実用濃度の比較[23]

化　合　物	最小発育阻止濃度（ppm）	実用濃度（ppm）
ソルビン酸（pH 6.0）	2,000～4,000	1,000～2,000
安息香酸（pH 4.5）	62.5～500	500～1,000
プロピオン酸	2,000～5,000	1,000～2,000
酢酸（pH 6.0）	10,000～40,000	2,000～10,000
グリシン	10,000～30,000	5,000～10,000

素産生の抑制に対する乳酸ナトリウムと食塩の関係を示すと，図 2-5 のようである[22].

(2) 一方，食品中の水分量（moisture）と，化学的な制菌作用との関係は，化合物の水溶性と深く関係している．水溶性の高い物質は，食品では食品中の水分に溶解する．水分量が少ない食品の場合は，化学物質は少ない水分中では高濃度となり，水分量の豊かな培地中より，水分量の少ない食品中でその効果はより強く発揮される．例を示すと表 2-3 のとおりで[23]，培地中でよりも食品中でのほうが強い効果を示している．

2.3.4 複数の化合物同士の相互作用

食品中では，意図的または非意図的に複数の化合物同士の相互作用によって，化合物の作用や効果が変化し，有効に働く場合や，効果が失われる場合がある．

(1) 組み合わせが有効さを増大させる場合

a. グリセリン脂肪酸エステルの抗菌作用は，通常はグラム陽性細菌にしか有効ではないが，キレーターと組み合わせることによってグラム陰性細菌にも有効に作用する[24-30]．一例を表 2-4 に示した．

b. ナイシンも，通常はグラム陽性細菌のみに有効で，グラム陰性細菌にはほとんど無効であるが，上の例と同様キレーターと組み合わせると，グラム陰性細菌にも抗菌作用を示すことが報告されている[31-39]．Schved らの実験例[32] の一部を示すと，表 2-5 のとおりである．

c. 食塩は，水分活性低下効果以外に，酢酸との組み合わせで，特異的な殺菌効果の増大を示す．菅野によると，図 2-6 のように，食塩と酢酸との間には，特定の組み合わせで，非常に特異的な相乗的な殺菌力の増大が見られる[40]．菅野は，他にも食塩を含む二杯酢や三杯酢には，特異的な大腸菌 O157:H7 の殺菌作用があることを示している[40]．この

表 2-4 グラム陰性細菌に対するモノカプリンおよびモノラウリンの誘導期延長効果と，それに対するクエン酸ナトリウムとポリリン酸ナトリウムの効果[25]

微生物	誘導期延長時間（h）								
	無添加			モノカプリン			モノラウリン		
	—	CA	PPA	—	CA	PPA	—	CA	PPA
E. coli	0	0	0.5	0.8	＞12	＞12	0.3	8.8	＞12
Ser. marcescens	0	0.5	0.7	0.7	8.9	11.4	0	3.2	6.8
Pr. vulgaris	0	0	1.2	2.0	4.0	4.6	0.2	1.5	2.8
Sal. typhimurium	0	0	0.1	1.2	11.6	＞12	0.1	0.5	2.5
P. aeruginosa	0	0	0	0.5	0.9	3.6	0	0	0

CA：クエン酸ナトリウム，PPA：ポリリン酸ナトリウム．

表 2-5　*E. coli* と *Sal.* Typhimurium のナイシンの感受性に対するキレーター処理の効果[32]

処　　理	生残菌数（logCFU/ml）		
	E.coli O119:H27	*E.coli* O114:H32	*Sal.* Typhimurium
無処理（対照）	7.7	7.3	6.5
ナイシン	7.9	7.3	6.5
ナイシン＋EDTA	3.0	3.0	3.4
ナイシン＋EGTA	5.2	5.5	NT
ナイシン＋EDTA＋Mg＋Ca	7.7	7.3	6.5

EDTA：エチレンジアミン四酢酸，20mM.
EGTA：エチレングリコールビス（β-アミノエチル）*N*, *N'*-四酢酸，20mM.
ナイシン 3,200AU/ml, Mg 30mM, Ca 10mM 使用.

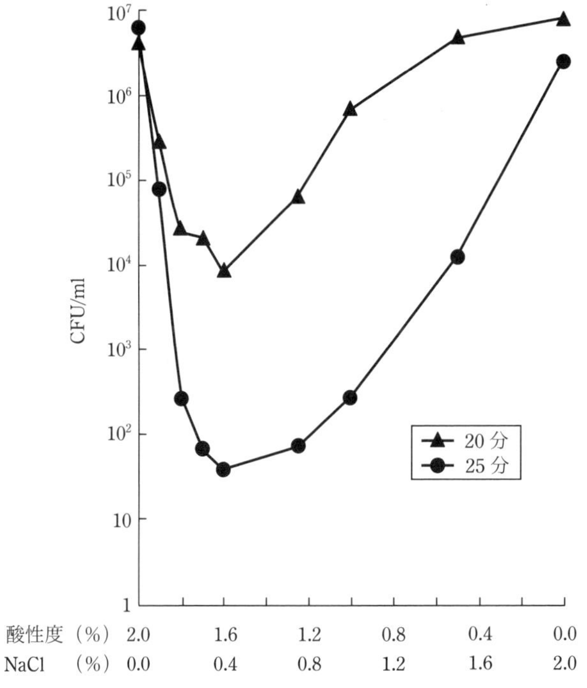

図 2-6　大腸菌 O157:H7 に対する食塩と食酢の相乗効果[40]

ような，食塩と有機酸との間の特異的な関係は，今までのところ酢酸についてのみ報告され，例えばプロピオン酸やギ酸のような有機酸や，塩化カリウムや塩化カルシウムのような無機塩では報告されていない．

d. 有機酸は多くの場合，加熱殺菌に対し促進的な効果を示す．例えば，芝崎が引用して示している Lategan らの実験例[41,42]では，55℃での *Salmonella* Typhimurium の加熱殺菌において，塩酸で pH を 5.5 に調整した場合の *D* 値 10 分に対して，酢酸で調整すると，*D* 値は約 5 分，乳酸で調整すると，約 3.5 分程度に低下している．この例は，有機酸の添加は，単に pH の低下によって細菌の熱抵抗性を低下させるのみならず，有機酸の種類によって変化することを意味している．このような有機酸の種類による微生物の耐熱性に対する影響の違いについて，Leguerinel らは 9 種の有機酸で pH を変化させたときの *B.cereus* 胞子の熱抵抗性への影響を調べている．その結果は，有機酸の種類によって，かなり異なった *D* 値が示されている（表 2-6）[42]．

また，有機酸のうちソルビン酸は，加熱時に使用することによって，加熱殺菌に対し促進効果のあることは既に示したが[17,43]，ソルビン酸以外にチロシンや両性界面活性剤などの抗菌性物質についても，土戸らが検討している[44]．それによると，ソルビン酸の作用は，先の Lategan の

表 2-6 *B.cereus* 胞子の異なる有機酸による異なる pH における 95℃での *D* 値（分）の比較[42]

pH	有機酸の種類								
	L-Glu	Malo	Cit	Mali	GDL	Lac	Suc	Adi	Ace
6.5	1.18	1.68	0.98	0.89	1.32	1.16	1.11	1.45	1.16
6.0	0.95	1.44	0.97	0.99	1.12	0.80	0.86	1.24	0.89
5.5	0.87	1.32	0.81	0.76	0.94	0.69	0.73	1.02	0.76
5.0	0.84	1.17	0.74	0.66	0.88	0.59	0.62	0.75	0.63
4.5	0.82	1.19	0.58	0.61	0.58	0.51	0.55	0.66	0.58
4.0	0.71	nd	0.61	0.59	nd	0.46	0.43	0.63	nd

L-Glu：グルタミン酸，Malo：マロン酸，Cit：クエン酸，Mali：リンゴ酸，GDL：グルコノデルタラクトン，Suc：コハク酸，Adi：アジピン酸，Ace：酢酸．

報告と同様な作用と位置付け，三者の作用はそれぞれ異なった機作であるとしている．

なお，有機酸の抗菌作用が，個々の化合物によって異なることは，すでに示唆してきたが，従来から考えられていたような，単なるpHの低下によって発生するものだけではないことが明らかにされて来ている．

e. 複数の化合物同士の相互作用：以上のほかに，有機酸は有機酸同士で，相乗的に作用を強めることが報告され，しかもこの相互作用は，有機酸の種類によって変化することが示唆されている．

このような，有機酸同士に見られる相乗的な作用は，保存料と呼ばれる化合物を使用しないで，食品の安全性を高めようとするとき，非常に役立つ特徴的な作用で，積極的に利用を考えていきたい．このような，有機酸の作用という一見単純なものについても，予想外の諸性質が明らかになって来ているので，ここでは，有機酸の抗菌作用について章を改めて解説することにしたい．

引用文献

1) 豊福　肇：わかりやすいHACCP, 改訂版, p.8, 日経BP社 (1998)
2) 芝崎　勲：改訂新版 新食品殺菌工学, p.24, 光琳 (1998)
3) Leistner, L. : Principles and applications of hurdle technology, in New Methods of Food Preservation, pp.1–20, edited by G. W. Gould, Blackie Academic & Professional, Glasgow (1995)
4) Roller, S : Introduction in Natural Antimicrobials for the Minimal Processing of Foods, pp.1–8, Woodhead Publishing Ltd., Cambridge (2003)
5) Garibaldi, J.A., Ijichi, K. and Bayne, H.G. : Effect of pH and Chelating Agents on the Heat Resistance and Viability of *Salmonella typhimurium* Tm-1 and *Salmonella senftenberg* 775W in Egg White, *Appl. Microbiol.*, **18**, 318–322 (1969)
6) Kohl, W. G. : A New Process for Pasteurizing Egg Whites, *Food Technol.*, **25**, 1176–1184 (1971)
7) Okereke, A., Beelman, R. B., Doores, S. and Walsh, R. : Elucidation of the Mechanism of the Acid-blanch and EDTA Process Inhibition of *Clostridium*

sporogenes PA 3679 Spores, *J. Food Sci.*, **55**, 1137–1142 (1990)

8) Silla Santos, M.H. and Terres Zarzo, J.: The effect of ethylenediaminetetraacetic acid on heat resistance and recovery of *Clostridium sporogenes* PA 3679 spores treated in HTST conditions, *Int. J. Food Microbiol.*, **34**, 293–305 (1997)

9) Silla Santos, M.H. and Torres Zarzo, J.: Evaluation of citric acid and GDL in the recovery at different pH levels of *Clostridium sporogenes* PA 3679 spores subjected to HTST treatment conditions, *Int. J. Food Microbiol.*, **29**, 241–254 (1996)

10) Silla Santos, M.H. and Torres Zarzo, J. : Glucono-δ-lactone and citric acid as acidulants for lowering heat resistance of *Clostridium sporogenes* PA3679 in HTST working conditions, *Int. J. Food Microbiol.*, **25**, 191–197 (1995)

11) 指原紀広, 園元謙二, 石崎文彬：乳酸菌の生産するバクテリオシンとその応用, 乳酸菌学会誌, **10**, 2–18 (1999)

12) Ray, B. and Miller, K.W. : Bacteriocins other than nisin : the pediocin-like cystibiotics of lactic acid bacteria, in Natural antimicrobials for the minimal processing of foods, edited by Sibel Roller, Woodhead Publishing Ltd. and CRC Press, Boca Raton (2003)

13) 鍛冶　孝：ショ糖脂肪酸エステル, in 現場必携 微生物殺菌実用データ集, pp.341–347, サイエンスフォーラム (2005)

14) 松田敏生：グリセリン脂肪酸エステル, in 現場必携 微生物殺菌実用データ集, pp.348–353, サイエンスフォーラム (2005)

15) Islam, N. MD., Motohiro, T. and Itakura, T. : Combined Effect of Heat Treatment and Protamine on the Growth and Heat Resistance of *Bacillus* Spores, *Bull. Jap. Soc. Sci. Fish.*, **52**, 919–922 (1986)

16) 山本　泰, 小野尚之, 東　和男, 好井久雄：嫌気性芽胞菌の生育と芽胞の耐熱性に及ぼすアジピン酸の影響, 日食工誌, **36**, 551–556 (1989)

17) 芝崎　勲, 飯田皐月：酵母の加熱損傷に対するソルビン酸の効果について, 日食工誌, **15**, 447–451 (1968)

18) Davidson, M. : Chemical preservatives and natural antimicrobial compounds, in Food Microbiology, Fundamentals and Frontiers, pp.520–527, edited by Doyle, M. F., Beuchat, L. R. and Montville, T. M., ASM Press, Washington D.C. (1997)

19) 松田敏生：天然抗菌成分―プロタミンを中心として, *New Food Ind.*, **33**(9), 36–42 (1991)

20) Delves-Broughton, J. : Nisin and its Uses as a Food Preservative, *Food Technol.*, **44**, 100–112(1990)

21) Johnson, E.A. and Larson, A. E. : Lysozyme, in Antimicrobials in Food, Third edition, pp.361–387, edited by Davidson, P. M., Sofos, J. N. and Branen, A. L., Taylor & Francis, Boca Raton (2005)

22) Meng, J. and Genigeorgis, C. A. : Modeling lag phase of nonproteolytic *Clostridium botulinum* toxigenesis in cooked turkey and chicken breast as affected by temperature, sodium lactate, sodium chloride and spore inoculum, *Int. J. Food Microbiol.*, **19**, 109–122 (1993)

23) 松田敏生：食品微生物制御の化学, p.16, 幸書房 (1998)

24) 加藤信行, 芝崎　勲：脂肪酸およびそのエステルの抗菌作用に対する種種の薬剤の影響, 防菌防黴, **3**, 355–361 (1975)

25) 加藤信行, 芝崎　勲：モノグリセライドの抗菌作用に対するクエン酸およびポリリン酸の併用効果, 防菌防黴, **4**, 254–261 (1976)

26) 加藤信行, 芝崎　勲：モノカプリンとクエン酸およびポリリン酸の併用による *Salmonella* Typhimurium および *Staphylococcus aureus* に対する抗菌作用, 防菌防黴, **5**, 473–478 (1977)

27) 芝崎　勲：脂肪酸およびそのエステルの抗菌作用, 発酵工誌, **57**, 164–176 (1979)

28) 須田郁夫, 宮山哲夫, 須田真理, 堤　将和, 渡辺忠雄：*Escherichia coli* に対する Hexa-Metaphosphate と Glycerol Monocaprate の併用効果, 食衛誌, **23**, 302–307 (1982)

29) 堤　将和, 須田郁夫, 李　在根, 加藤祥子, 渡辺忠雄：縮合リン酸塩, カプリン酸モノグリセライド, 卵白リゾチームの併用による食品保存効果, 食衛誌, **24**, 301–307 (1983)

30) 俵谷孝彦, 山本和司, 芝崎　勲：エタノールあるいはクエン酸のグリセロールモノカプリンとの併用における相乗的殺菌作用の発現機構, 防菌防黴, **14**, 551–558 (1986)

31) Stevens, K. A., Sheldon, B. W., Klapes, N. A. and Klaenhammer, T. R. : Nisin Treatment for Inactivation of *Salmonella* Species and Other Gram-Negative Bacteria, *Appl. Environ. Microbiol.*, **57**, 3613–3615 (1991)

32) Schved, F., Henis, Y. and Juven, B. J. : Response of spheroplasts and chelator-permeabilized cells of Gram-negative bacteria to the action of bacteriocins pediocin SJ-1 and nisin, *Int. J. Food Microbiol.*, **21**, 305–314 (1994)

33) Cutter, C. and Siragusa, G. R. : Population Reductions of Gram-Negative Pathogens Following Treatments with Nisin and Chelators under Varius Conditions, *J. Food*

Protect., **58**, 977–983 (1995)

34) Boziaris, I. S. and Adams, M. R. : Effect of chelators and nisin produced *in situ* on inhibition and inactivation of Gram negatives, *Int. J. Food Microbiol.*, **53**, 105–113 (1999)

35) Zhang, S. and Mustapha, A. : Reduction of *Listeria monocytogenes* and *Escherichia coli* O157:H7 Numbers on Vacuum-packaged Fresh Beef Treated with Nisin or Nisin Combined with EDTA, *J. Food Protect.*, **62**, 1123–1127 (1999)

36) Natrajan, N. and Sheldon, B. W. : Efficacy of Nisin-Coated Polymer Films to Inactivate *Salmonella* Typhimurium on Fresh Broiler Skin, *J. Food Protect.*, **63**, 1189–1196 (2000)

37) Natrajan, N. and Sheldon, B. W. : Inhibition of *Salmonella* on Poultry Skin Using Protein- and Polysaccharide-Based Films Containing a Nisin Formulation, *J. Food Protect.*, **63**, 1268–1272 (2000)

38) Carbo, M. L., Pastoriza, L., Sampedro, G., Gonzalez, M. P. and Murado, M. A. : Joint Effect of Nisin, CO_2, and EDTA on the Survival of *Pseudomonas* and *Enterococcus faecium* in a Food Model System, *J. Food Protect.*, **64**, 1943–1948 (2001)

39) Adams, M. and Smid, E. : Nisin in Multifactorial Food Preservation, in Natural Antimicrobials for the Minimal Processing of Foods, pp.25–26, Woodhead Publishing Ltd., Cambridge (2003)

40) 菅野幸一：食酢の殺菌・静菌作用，防菌防黴, **26**(4), 187–197 (1998)

41) Lategan, P. M. and Vaughn, R. H. : The Influence of Chemical Additives on the Heat Resistance of *Salmonella* Typhimurium in Liquid Whole Egg, *J. Food Sci.*, **29**, 339–344 (1964)

42) Leguerinel, I. and Mafart, P. : Modeling the Influence of pH and Organic Acid types on Thermal Inactivation of *Bacillus cereus* Spores, *Int. J. Food Microbiol.*, **63**, 29–34 (2001)

43) 土戸哲明，岡崎光雄，芝崎　勲：微生物の加熱損傷に対する薬剤の併用効果について（第２報），*Candida utilus* の加熱損傷に対するソルビン酸の併用効果の機構，発酵工誌, **50**, 341–348 (1972)

44) 土戸哲明：微生物の加熱損傷に対する薬剤の併用効果，発酵工誌, **55**, 144–155 (1977)

3.　有機酸の抗菌作用

有機酸の多くは，抗菌作用を持っている．古くから食品の保存は，その食品の発酵により生産された，乳酸や酢酸によって保存性が与えられ，安全に長期間にわたって人は食してくることができた．もちろん，有機酸の中には，酸味を有するだけで，ほとんど抗菌作用を示さないもの，例えばリンゴ酸とか酒石酸なども存在するが，その場合でもpHが低下することによって微生物の生育を阻止し，阻害する．そこで，有機酸の抗菌作用は，次の三つの要因によって決まると考えられている[1]．

(1)　pHの低下

(2)　非解離の分子数

(3)　個々の有機酸によって決まる特異性

実は，多くの古くからの保存料は，有機酸を選んで使用してきたものがほとんどで，安息香酸，プロピオン酸，ソルビン酸などはそうである．また，わが国では，保存料とは認められていないが，酢酸や乳酸もそうである．また，パラオキシ安息香酸エステル類も，有機酸型化合物の一種である．保存料とは，有機酸の中で適当な性質を持ち，食品に匂いや味の上で影響が少なく，また比較的安全性が高いものが選択されてきた．

それで，保存料を使わずに食品の安全性を高めることを願うならば，有機酸の性質と活用法および抗菌作用の本質を知ることが大事である．有機酸の抗菌作用は，先にあげた三つの要因の総合的な効果として現れているが，この中でpHの低下による抗菌作用への影響は，有機酸の種類によって著しく異なる．山本ら[2]や，井川[3]によると，特定の酸によってpHを低下させていくと，あるpH以下では微生物は生育できなくなるが，強酸である塩酸と，弱酸である酢酸では，微生物が生育できなくなるpHは非常に異なり，例えば大腸菌やサルモネラが生育できなくなるpHは，塩酸ではpH 4.05付近であるの対し，酢酸はpH 5.40付近で，実にpH単位にして1.5程度も酢酸では高いのである.

この差は，二つの酸の解離状態に起因していると考えられており，強酸の塩酸は，pH 4〜5では，ほとんどが解離した状態にあり，これに対し酢酸は弱酸なので，通常のpHでは，ほとんどが非解離の状態であると考えられる．しかも有機酸の非解離分子が微生物菌体内に移行しやすいので，これは，つまり微生物に対して有効な作用の主体はpHではなくて，有機酸本体であることを示していると考えられる.

次の，非解離の酸分子の量の影響は，上記の話につながり，有機酸を始めとする抗菌作用を持つ化合物は，水溶液中で解離した状態では，微生物菌体へは侵入し難く，非解離の状態でのみ侵入できるという仮説に基づいている．これは，pHを低下させると非解離分子の量が増大する全ての酸型の抗菌性化合物，例えば，次亜塩素酸，亜硝酸，安息香酸，ソルビン酸などで抗菌活性が強められることが認められるし，また，pHを高めると非解離分子の量が増大する全てのアルカリ型抗菌性化合物，例えば，しらこタンパク（プロタミン）や第四アンモニウム化合物などでも認められることから理解される.

このような非解離分子が有効成分の本体だというのは，例えばDavidsonによる説明にも見られるとおりで，図3-1のように説明されている[4]．特に引用はしないが，同様な説明は，ほかにも多く見られる．このように菌体内に侵入した有機酸は，菌体内部で解離してプロトン[H^+]を遊離し，細胞内を酸性に傾け，代謝や物質移動を阻害するために，微生物の生育の阻害や死滅を招くという説明である．有機酸の侵入を受けた細胞はプロトンをATPによって菌体外に排出するが，排出可能な量以上のプロトンが供給されると微生物細胞のホメオスタシスを維持できなくなって細胞は死滅するに至る.

この非解離の酸分子が，微生物菌体内部に侵入することによる作用を

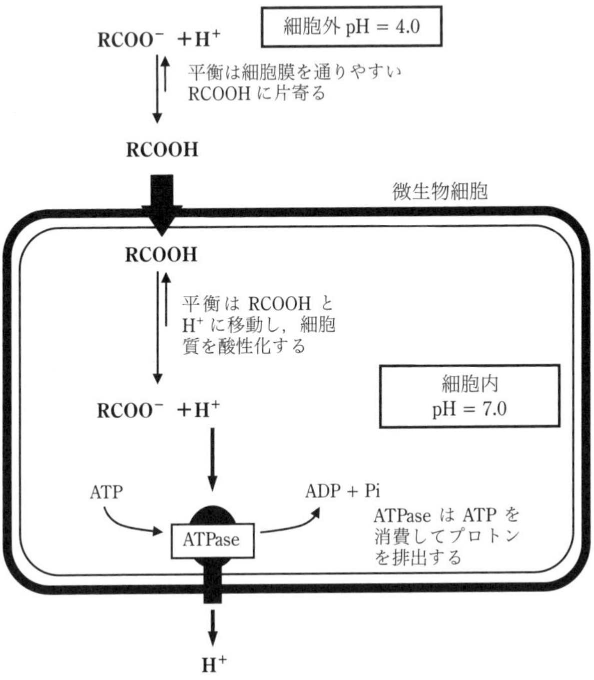

図 3-1 有機酸の微生物菌体への侵入模式図[4)]

確認する検討は，2，3 の研究者によって行われた．McDonald らは，野菜漬物の乳酸菌が，発酵途中で *Leuconostoc mesenteroides* から *Lactobacillus plantarum* へ菌交代する現象は，前者の場合には菌体内部の pH が，酢酸ではほとんど低下しないが，乳酸では著しく低下し死滅をもたらすのに対し，後者の *L.plantarum* では，酢酸，乳酸のいずれでも菌体内部の pH は低下せず，死滅しないので起こることを証明した[5)]．このことは，抗菌作用は有機酸が菌体内部に侵入して起こすことの証明の一つと考えられる．

これに対し，Ita らは，酢酸，乳酸，クエン酸および塩酸で pH を調整した条件下で *Listeria monocytogenes* Scott A の生育，生存性，および菌体内部の pH の低下に対する各酸の影響を測定している．乳酸とクエン酸は，菌体外 pH が 3，3.5 ないし 4.5 の条件で 24 時間保温すると，菌体内部のpHを低下させたが菌は生存していた．しかし，酢酸は，菌体外pHが3.5に維持され，菌体内部のpHが5.0に保たれていても，菌の生存性は著しく低下したことから，有機酸による*L.monocytogenes*の制御には，菌体内部のpH低下が起こることは重要ではあるが，非解離の有機酸分子の種類が本質的に関係していると報告している[6]．

また，Youngらも，酢酸，乳酸およびクエン酸による*L.monocytogenes*の生育に対するpHの影響と，さらに菌体内pHに対する効果を各種濃度の有機酸について測定し，Itaらと同様に，菌体内部のpH低下による効果のほかに，酢酸の特異な効果を指摘し，個々の酸の特異的な作用について述べている[7]．

以上のほかにも，有機酸の抗菌作用について，幾つかの問題を指摘する研究結果が報告されるようになった．(1) Eklundによる有機酸の解離している分子も抗菌作用に関係するという説明[8,9]，(2) 古く1960年代に公表された岡の有機酸およびそのエステル類は，有機酸の種類に関係なく，また解離しないエステルも，一定量菌体に移行すれば，菌体を死滅させるという実験結果（表3-1）[10]，(3) 似た解離定数や，ほぼ同じpK_a値を持つ有機酸でも微生物に対する抗菌作用の現れ方は非常に異なっているという実験結果（表3-2）[11]，(4) 有機酸の中で，乳酸とアジピン酸は，真菌類に発育阻止濃度を示さないという実験結果（表3-3）[11]，(5) 同じ

表3-1 酵母の発育を阻止するのに必要な防腐剤吸着量(mM/kg-cell)[10]

化合物名	吸着量
デヒドロ酢酸	2.6
ソルビン酸	17
安息香酸	24
サリチル酸	21
p-オキシ安息香酸エステル類	15～18
安息香酸アルキルエステル	13～22
サリチル酸アルキルエステル	15～18
ソルビン酸アルキルエステル	13～16

表3-2 酢酸，プロピオン酸，ソルビン酸のMIC(%)，解離定数と pK_a 値[11)]

菌種	酢酸		プロピオン酸		ソルビン酸	
	pH 5.0	pH 6.5	pH 5.0	pH 6.5	pH 5.0	pH 6.5
乳酸菌						
L.casei	2.0	>5.0	1.5	>5.0	0.87	3.5
L.brevis	1.5	>5.0	1.5	>5.0	0.87	2.0
L.helveticus	1.0	3.5	1.0	4.5	0.11	1.5
一般細菌						
E.coli	1.5	3.5	0.05	1.5	0.87	1.5
B.subtilis	0.1	3.5	0.25	2.5	0.87	1.5
S.aureus	0.5	4.5	0.05	1.0	0.44	1.0
真菌類						
S.cerevisiae	1.5	>0.5	0.5	3.0	0.11	0.5
A.oryzae	0.125	4.0	0.125	1.5	0.11	0.125
各酸の pK_a 値	4.8		4.9		4.8	
各酸の解離定数	1.75×10^{-5}		1.34×10^{-5}		1.7×10^{-5}	

MIC：最小発育阻止濃度.

表3-3 酢酸，乳酸，アジピン酸の発育阻止濃度の比較[11)]

菌種	酢酸とpH			乳酸とpH			アジピン酸とpH		
	6.5	5.5	4.5	6.5	5.5	4.5	6.5	5.5	4.5
乳酸菌									
L.casei	>5.0	3.5	0.5	2.5	2.5	1.5	>5.0	4.5	0.23
L.brevis	>5.0	4.5	1.5	2.5	2.0	1.0	>5.0	>5.0	0.46
L.helveticus	3.5	2.5	0.125	2.0	1.5	NG	>5.0	2.0	0.06
一般細菌									
E.coli	3.5	2.5	0.5	2.5	2.0	1.0	>5.0	3.0	0.06
B.subtilis	3.5	2.5	NG	3.0	3.0	1.5	>5.0	0.5	0.06
S.aureus	>5.0	0.5	0.125	4.5	2.5	0.5	>5.0	1.0	0.06
真菌類									
S.cerevisiae	>5.0	2.5	0.5	>5.0	>5.0	>5.0	>5.0	>5.0	>2.3
H.anomala	4.5	1.5	0.5	>5.0	>5.0	>5.0	>5.0	>5.0	>2.3
T.candida	>5.0	1.0	0.25	>5.0	>5.0	>5.0	>5.0	>5.0	>2.3
A.oryzae	4.0	0.25	0.05	>5.0	>5.0	>5.0	>5.0	>5.0	>2.3
P. oxalicum	4.5	0.5	0.05	>5.0	>5.0	>5.0	>5.0	>5.0	>2.3

pK_a値を示す脂肪族有機酸の酢酸，プロピオン酸，酪酸，バレリアン酸，カプロン酸，……は異なった強さの抗菌作用を示すという報告[12,13]，などがあり，有機酸の抗菌力については，Davidsonの述べたような古典的な説明よりは，個々の有機酸の特異性に基づくものが本質的であると考えるのが妥当であるとされて来ている．つまり，個々の有機酸は，それぞれ個々の抗菌作用を持っていると言える．

関連して，Hsiaoらは細菌類に対する有機酸の抗菌作用と，各有機酸の性質との関係をモデル化し，有機酸の物理的および化学的性質との関係から導いた予測式の理論的な数値と，実際の実験結果から得られたpH 5.25における6種の細菌に対する発育阻止濃度との間に高度の相関性のあること示している[14]．彼らがモデル化に利用した化合物の諸性質は，物理的ないし化学的性質に属する要素の部分と，構造的な性質の要素の部分に分けられ，次のように整理される．

物理的，化学的な性質からの要素

融点

pK_a値

エタノール溶解性

エーテル溶解性

水溶解性

構造的な性質からの要素

COOHの数

OHの数

C=C二重結合の数

共役二重結合の数

分子量

Hsiaoらが有機酸の抗菌作用を決定する要素として選択したものの中で，酸であることに関係するものは，COOHとpK_a値があるにすぎない．残りはすべて有機化合物一般の抗菌剤としての特性を示す性質で，このことは，有機酸の抗菌作用の本質が，酸というよりは，一つの有機化合物としての性質に由来することを示している．

以上，結論として有機酸の抗菌作用は，酸としてよりも個々の有機化合物の持つ特性として，強いものや弱いものなど，それぞれの抗菌作用を示すものと理解される．このような性質であるとすれば，有機酸の抗菌作用は，複数の有機酸が混合された場合，単独に比べて相乗的あるいは相殺的な作用を示す可能性があることが理解される．

そればかりか，有機酸と他の何らかの抗菌性を持つ化合物が併用された場合も，やはり複数の抗菌性物質を組み合わせた場合と同様，相乗作用ないしは相殺作用が生じることが予想される．実際，多くの併用効果を示す報告が発表されている．

単純な酢酸と乳酸の関係で，この二つの有機酸は，Rubin によって *Salmonella* に対する相乗的な作用が報告されたが[15]，少し遅れて 1983 年，Moon によっても酸抵抗性の酵母に対して，酢酸と乳酸，酢酸とプロピオン酸，乳酸とプロピオン酸の間に相乗的な効果のあることが示されている[16]．

もう一つは，フマル酸と他の有機酸との関係で，Comes らはフマル酸とソルビン酸，あるいは安息香酸を組み合わせると，著しく殺菌作用が増大することを報告しており[17]，また，清水らはフマル酸とアスコルビン酸，リンゴ酸，酒石酸，クエン酸などを組み合わせると，著しく強い殺菌作用が得られることを示している[18]．このフマル酸の作用は，特徴的なもので，フマル酸は，強い pH 低下作用は示すものの，強い殺菌あるいは静菌作用は示さない．しかし，他の有機酸との組み合わせで，強い殺菌作用を示す．

これらの例は，RTE 食品（調理済み食品），例えばウインナーやボロニアソーセージなどの食肉製品や，スモークサーモンなどにおける *L.monocytogenes* の制御に利用されているので，以下章を改めて紹介する．

引用文献

1) 松田敏生：有機酸の抗菌作用，食衛誌, **45**, J-189-196 (2004)
2) 山本　泰，東　和男，好井久雄：有機酸の抗菌作用，日食工誌，**31**，525-530 (1984)
3) 井川房欣：有機酸による食品の保蔵, in 天然物による食品の保蔵技術, pp.134-180, 芝崎　勲, 笹島正秋監修, お茶の水企画 (1985)
4) Davidson, P. M. : Chemical Preservatives and Natural Aantimicrobial Compounds, in Food Microbiology Fundamentals and Frontiers, 29, pp.520-556, edited by Doyle, M. P., Beuchat, L. R. and Montville, J. T., ASM Press, Washington D. C. (1997)
5) McDonald, L. C., Fleming, H. P. and Hassan, H. M. : Acid Tolerance of *Leuconostoc mesenteroides* and *Lactobacillus plantarum*, *Appl. Environ. Microbiol.*, **56**, 2120-2124 (1990)
6) Ita, P. S. and Hutkins, R. B. : Intracellular pH and Survival of *Listeria monocytogenes* Scott A in Triptic Soy Broth Containing Acetic, Lactic, Citric, and Hydrochloric Acids, *J. Food Protect.*, **54**, 15-19 (1991)
7) Young, K. M. and Foegeding, P. M. : Acetic, Lactic and Citric Acids and pH Inhibition of *Listeria monocytogenes* Scott A and the Effect on Intracellular pH, *J. Appl. Bacteriol.*, **74**, 515-520 (1993)
8) Eklund, T. : The antimicrobial effect of dissociated and undissociated sorbic acid at different pH levels, *J. Appl. Bacteriol.*, **54**, 383-389 (1983)
9) Eklund, T. : Inhibition of microbial growth at different pH levels by benzoic and propionic acids and esters of *p*-hydoxybenzoic acid, *Int. J. Food Microbiol.*, **2**, 159-167 (1985)
10) 岡　智：食品防腐剤—その効果原理と実用性—，日食工誌, **12**, 338-348 (1965)
11) 松田敏生，矢野俊博，丸山晶弘，熊谷英彦：有機酸の抗菌作用—各種 pH における発育阻止濃度の検討—，日食工誌, **41**, 687-702 (1994)
12) Cherrington, A., Hinton, M., Mead, G. C. and Chopra, I. : Organic Acids : Chemistry, Antibacterial Activity and Practical Applications, *Adv. Microbial Physiol.*, **32**, 87-107 (1991)
13) Kabara, J. J., Swieczkopwski, D. M., Conley, A. J. and Truant, J. P. : Fatty Acids and Derivatives as Antimicrobial Agents, *Antimicrob. Ag. Chemother.*, **2**, 23-28 (1972)
14) Hsiao, C-P. and Siebert, K. J. : Modeling the Inhibitory Effects of Organic Acids on Bacteria, *Int. J. Food Microbiol.*, **47**, 189-201 (1999)
15) Rubin, H. J. : Toxicological Model for a Two-Acid System, *Appl. Environ. Microbiol.*,

36, 623–624 (1978)

16) Moon, N. J. : Inhibition of the growth of acid tolerant yeasts by acetate, lactate, and propionate and their synergistic mixtures, *J. Appl. Bacteriol.*, **55**, 453–460 (1983)

17) Comes, J. E. and Beelman, R. B. : Addition of Fumaric acid and Sodium Benzoate as an Alternative Method to Achieve a 5-log Reduction of *Escherichia coli* O157:H7 Populations in Apple Cider, *J. Food Protect.*, **65**, 476–483 (2002)

18) 清水高正, 高畠俊弘, 加藤正博：食品添加物として使用される数種の有機酸の抗菌作用, 食衛誌, **36**, 50–54 (1995)

4.　食品危害微生物の化学的制御法の提案

化学的な方法による食品の危害微生物の制御法として，幾つかの可能性のある方法は，次のようである．

(1)　有機酸―単独，塩類，複数の有機酸の利用

(2)　タンパク質型化合物の可能性

(3)　乳酸菌およびその産物の利用の可能性

(4)　その他の化合物の利用の可能性

(5)　有効成分の製剤的な工夫による利用の可能性

(6)　その他の新規技術

4.1　有機酸の利用

大部分の保存料は，有機酸の利用から始まっているので，有機酸の利用法の再検討から行うのが妥当である．それで，有機酸は次のように分類される．

脂肪族有機酸

ギ酸，**酢酸**，プロピオン酸，ソルビン酸，酪酸，ラウリン酸

芳香族有機酸

安息香酸，デヒドロ酢酸，置換ケイ皮酸，**パラアミノ安息香酸**，サリチル酸

多塩基性有機酸

リンゴ酸，酒石酸，コハク酸，**フマル酸**，**クエン酸**，**アジピン酸**

水酸基型有機酸

乳酸，グルコン酸，アスコルビン酸，酒石酸，**クエン酸**

エステル型化合物

パラオキシ安息香酸エステル，フマル酸アルキルエステル，**グリセリン脂肪酸エステル，ショ糖脂肪酸エステル**

この一群の化合物の中で，太字のものは保存料ではないが，化合物として利用の可能性の高いものである．

主な有機酸の性質や抗菌活性の特徴はおおよそ次のようである．

酢酸：古くから殺菌と食品保存に利用されてきた．比較的高い pK_a 値(4.8) を示し，グラム陰性細菌に強い殺菌作用を示す．pH の低下作用以外に，酢酸独自の強い殺菌作用があり，食塩や他の有機酸との組み合わせによる殺菌作用が報告されている．ただし，揮発性酸であり，特有の刺激的な香りが用途を制限することも多い．

プロピオン酸：保存料に指定されており，用途は制限される．酢酸とよく似た作用をもち，pK_a 値もほぼ同じであるが，カビに対する作用が酢酸より強い．特異な臭気があり，用途は狭いが，ある種のチーズ中には多量に含有されることもある．

乳酸：古くから乳酸発酵により乳製品に含まれ，その保存に利用．動物の筋肉中には筋肉乳酸として 1％弱が蓄積されている．D 体と L 体の異性体が存在し，食品保存用には筋肉中に含まれるものと同様の L 体が使用される．乳酸発酵製品では，D と L の混合物のことが多い．非揮発性酸であり，無臭である．水に対する親和性が極端に高く，脱水を進めると，乳酸同士の無水物が，分子内ないし分子間に形成される．この性質を利用して，ポリ乳酸を形成させて，生分解性ポリマーとして利用されている．抗菌作用は強くはないが，使用量が多いので，ナトリウム塩は筋肉タンパク質の水和化を進め，加熱収率の向上や，粘弾性の向上，水分活性の低下などをもたらすと言われている．アメリカでは積極的に食品保存と，食品危害微生物の制御が研究され，多くの効果データが揃っている．その上，アメリカでは酢酸との併用による抗菌作用の増強により，*L.monocytogenes* の制御の主役となって利用されている．

クエン酸：有機酸としてのpHの低下による抗菌作用への利用より，むしろ金属イオンのキレーターとして酸化防止，グリセリン脂肪酸エステルやナイシンのグラム陰性細菌への抗菌作用の付与，耐熱性細菌胞子の耐熱性低下や，加熱後の発芽制御に用途が開かれようとしている．非揮発性である．

フマル酸：有機酸の中では，分子単位のpH低下作用が最も大きい．そのもの自体の抗菌作用は強くはないが，併用することで，他の抗菌作用を持つ有機酸の作用を高めることが報告されており，適当な有機酸との組み合わせにより思いがけない作用の製剤が出現するかもしれない．

アジピン酸：水溶性が低いが，pH 6.0以下では強い抗菌活性を示し，また細菌胞子の耐熱性を低下させる．真菌類には抗菌作用を示さない．不快な呈味を伴うという批判もある．

パラアミノ安息香酸：1990年代初め頃から，有機酸としての抗菌作用が注目され，食品危害性の微生物に対する効果が検討されるようになった．この化合物の作用は，単に有機酸としての作用に加え，独自の作用があるという報告もあり，*L.monocytogenes* や *Salmonella* などに対する阻止作用も明らかにされている．食品に使用するには，安全性の確認が求められるが，アメリカではGRASであるとの報告もある．

個々の有機酸の利用については，すでに実施されている周知の例も多いので，ここでは，現在解決を必要とし，あまり知られていない具体的な実例を示す．

4.2　乳酸ナトリウムと二酢酸ナトリウムの組み合わせの利用

このような提案を試みる場合，アメリカの事情を考えるのが妥当な方法の一つであろう．

アメリカでは，多くの食品を大体1週間分以上のまとめ買いをし，日本のように毎日主婦がスーパーへ食品を購入に行くことはない．家庭には容積の大きい冷蔵庫があり，1週間以上の保存期間で冷蔵庫に食品を保存して，日々の調理を賄う．

しかし，このスタイルは，0℃でも発育するような低温菌による食中毒の発生によって，基本的に危険にさらされることになった．すなわち，冷蔵庫は安全ではないことになってしまったのであるが，その主原因は，冷蔵庫の保存温度では発育してくる低温細菌の *Listeria monocytogenes*（リステリア菌）による食中毒と，それに伴う高い死亡率であった．冷蔵庫が安全でないとなれば，緊急にそれを解決する対策を立てなければならない．なお，わが国でも普通の家庭の冷蔵庫は大型化し，食料のまとめ買いが多くなってきているので，アメリカ同様の低温菌対策が必要となると思われる．

通常の対応策は，製造環境の清浄化や，原料からの混入の阻止，製造後の二次汚染の防止，加熱過程のある食品なら，十分な加熱の実施などが挙げられるが，リステリア症の原因食の多くが，加熱が困難かあるいは加熱を好まない食品で，ナチュラルチーズ類，70℃前後での加熱が好ましいソーセージなどの食肉製品や食鳥肉製品，さらにはスモークサーモンを代表とする燻製魚肉製品などで，しかもこれらの食品は，アメリカでは，Ready to Eat（RTE）食品（調理済み食品）に分類され，包装を開けば加熱しないですぐに食べられる食品とされているものであった．

このような食品類から消費者を守る安全対策としては，適当で，有効で，かつ安全性が高く，その上大事なこととして，消費者が分かりやすい化学的な方法が準備，提供される必要があった．

乳酸と酢酸の間には相乗作用が認められることは，すでに述べたとおりであるが[34,35]，上記の対応策の一つとして，2.5％前後の乳酸ナトリウムまたは乳酸カリウムと，0.25％前後の二酢酸ナトリウム（sodium diacetate；SDA）を組み合わせて，強い抗菌作用を得て，食品と国民を *L.monocytogenes* から守ろうとする試みは，極めて多くの実験によって効果が確認され[1-22]，その結果，食肉製品を代表とする RTE 食品の

表 4-1　4℃で保存された七面鳥肉スラリー中の *L.monocytogenes* に対する乳酸ナトリウム，二酢酸ナトリウム，亜硝酸ナトリウムの効果[1)]

抗　菌　剤		*L.monocytogenes* 菌数（logCFU/ml）			
二酢酸ナトリウム	組み合わせ化合物	保　存　日　数			
		0	14	28	42
0.0 %	な　し	4.5	7.83	8.23	8.28
0.1	な　し	4.47	6.57	7.20	8.22
0.2	な　し	4.26	3.90	3.88	3.67
0.3	な　し	4.47	3.83	3.82	3.50
0.0 %	$NaNO_2$ 30ppm	4.19	7.26	8.08	8.44
0.1	$NaNO_2$ 30ppm	4.19	5.58	7.65	8.22
0.2	$NaNO_2$ 30ppm	4.24	4.04	3.72	3.57
0.3	$NaNO_2$ 30ppm	4.12	3.82	3.66	3.37
0.0 %	乳酸 Na 2.5%	4.16	7.41	7.99	8.14
0.1	乳酸 Na 2.5%	4.23	3.91	3.81	3.92
0.2	乳酸 Na 2.5%	4.17	3.88	3.76	3.66
0.3	乳酸 Na 2.5%	4.17	3.74	3.48	3.28

L.monocytogenes 制御の化学的手段として，実用的に利用されるに至った．このための実験の多くは，この分野の権威者の一人である Sofos 一派と，USDA（米国農務省）の研究機関で行われた．

L.monocytogens 制御や，実験中に認められた他の有害な細菌類に対する効果として，Schlyter らの *L.monocytogenes* 制御[1)]の例を表 4-1 示す．

また Mbandi らの *L.monocytogenes* および *Salmonella* Enteritidis に対する効果を示すと図 4-1 および図 4-2 のとおりである[6)]．

これらの化合物の効果のモデル化を試み，培地中での効果の限界を検証した Skandamis らの報告[21)]の一部を示すと，表 4-2 のようである．

なお，ここに例示した 2 種の食中毒細菌以外に，真空包装七面鳥肉製品の長期保存に当たり，強い悪臭を発生させ，同時に強いピンクの変色を伴う，病原性ではないが，タンパク非分解性で低温性，嫌気性の *Clostridium* 属細菌があり，これは七面鳥製品のみならず，他の食肉製

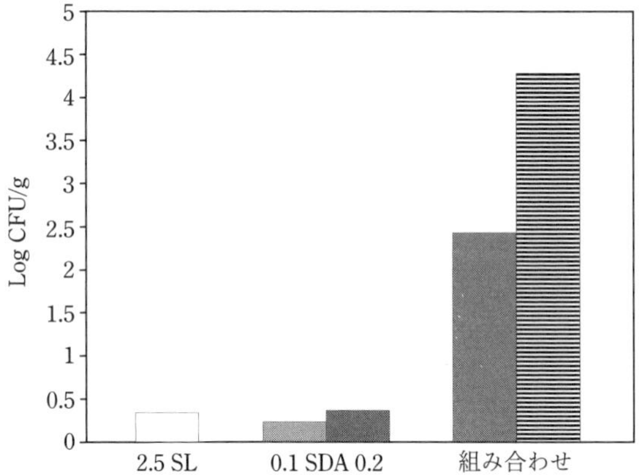

図 4-1 2.5％乳酸ナトリウム（SL），0.1 および 0.2％二酢酸ナトリウム（SDA）並びにそれらの組み合わせの肉中の *L.monocytogenes* の生存に対する効果（図中の数字は，10℃で 20 日間保存したときの対照区の菌数との差で示されている）[6)]

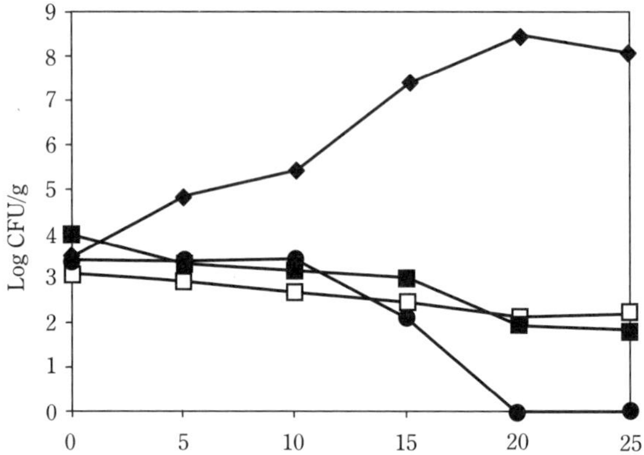

図 4-2 乳酸ナトリウム（SL），二酢酸ナトリウム（SDA），酢酸ナトリウム（SA）および両者の組み合わせを含むミンチ肉エマルジョンを 10℃で保存したときの *Sal.* Enteritidis の変化[6)]

◆：対照，●：0.2％SDA+2.5％SL，□：0.1％SDA＋2.5％SL，■：0.2％SA＋2.5％SL

Author ; Evelyne Mbandi and Leora A. Shelef : Department of Nutrition and Food Science, Wayne State University.

表 4-2　40 日間保存後の各種濃度の乳酸ナトリウム含有 TSBYE 培地中の *L.monocytogenes* の生育を阻止する二酢酸ナトリウムの濃度[21)]

食　塩	条　件	温　度 (℃)	乳酸ナトリウム（SL）濃度（%）								
			0	0.32	0.75	1.5	2.0	3.0	4.0	5.0	6.0
0.5%	好気的	4	0.4	0.4	0.3	0.3	0.3	0.3	0.3	0.3	0.25
		10	0.5	0.5	0.5	0.4	0.4	0.4	0.4	0.4	0.25
		24	—	—	—	0.5	0.5	0.5	0.4	0.4	0.3
2.5%	嫌気的	4	0.3	0.3	0.3	0.25	0.3	0.2	0.2	0.1	0.0
		10	0.5	0.5	0.4	0.4	0.4	0.25	0.25	0.25	0.125
		25	—	—	—	0.5	0.4	0.4	0.4	0.3	0.2

TSBYE：酵母エキス加トリプトソイブイヨン培地.

品の変敗原因菌でもあるので，この腐敗菌に対する乳酸ナトリウムと二酢酸ナトリウムの組み合わせ配合剤のテストもなされ，その処方が極めて有効であることが示されている[4)]．ほかにも，フランクフルトソーセージ中での *L.monocytogenes* の抑制効果の実験の際，同時に一般細菌の抑制効果も確認され，*L.monocytogenes* の制御以上に，この乳酸塩と酢酸塩の組み合わせが一般細菌を効果的に制御することが報告されている[7)]．要するに，この乳酸ナトリウムと二酢酸ナトリウムを組み合わせる方法は，リステリア菌を効果的に制御できる処方であると共に，それ以外の病原菌や腐敗菌に対しても，リステリア菌より効果的に制御できることが示されている．

この方法は，リステリア菌によるリスクの高い 23 種の RTE 食品のリスク対策として USDA で取り上げられ，二つの対策すなわち (1) 最終的なルールを作ること，(2) FDA（食品医薬品局）と共同して RTE 食品のリステリア菌のリスクアセスメントを実施することが決められた．

USDA は検討の結果，RTE 食品の衛生的な製造方法を守るとともに，乳酸ナトリウムまたはカリウム塩と二酢酸ナトリウムの組み合わせ処方による *L.monocytogenes* 制御の効果を認め，これらの化合物を使用すれば，RTE 食品は安全であるとした．

この2種の化合物の使用による効果が実験的に確認されているRTE製品は，フランクフルト，ボロニア，ウインナー，加熱ポークソーセージ，チキンランチオンミート，スモークサーモン，加熱ハムで，いずれも乳酸ナトリウムを0～6%，二酢酸ナトリウムを0～0.5%もしくは両者の併用，あるいは3ないし6%の乳酸ナトリウム溶液，3ないし6%の二酢酸ナトリウム溶液あるいは両者の混合溶液中に1分間浸漬して表面を処理することが推奨されている[21].

このように，*L.monocytogenes* 制御を目的としてアメリカ製食肉製品には，この化学的処方が使用されているので，現在わが国に輸入されているアメリカ製のフランクフルトソーセージにもこの処方が利用され，上記2種の化合物名が表示されている.

この実例は，加熱が困難，あるいは加熱を避けたいわが国のRTE食品である各種の惣菜類の保存料に代えて使用すれば，アメリカの意図する目的とは異なるが，単純に保存を希望する食品には十分な対策となるであろう．また，アメリカで効果の保証された化学的処方を使用すれば，わが国で保存料として利用されているものより，安全で，消費者の受けもよく，効果的にも確かな処方として利用し得る．なにしろ，発酵で作った乳酸塩と，酢酸塩を利用するのである．乳酸菌や酢酸菌の作った発酵有機酸なら，現在でも消費者は歓迎しているではないか！

なお，この方法は次のような点で，わが国には無かった視点を提供している.

(1) 決して食品保存を目的とはせず，RTE食品を *L.monocytogenes* によるリスクから守ることを目的としている.

(2) 保存料は使用していない.

(3) 発酵によって作られた乳酸や酢酸を利用し，消費者，マスコミなどの非難，排斥を受けない方法が講じられている.

(4) 効果が公的機関による実験によって確認されている.

(5) USDAおよびFDAによってバックアップされている.

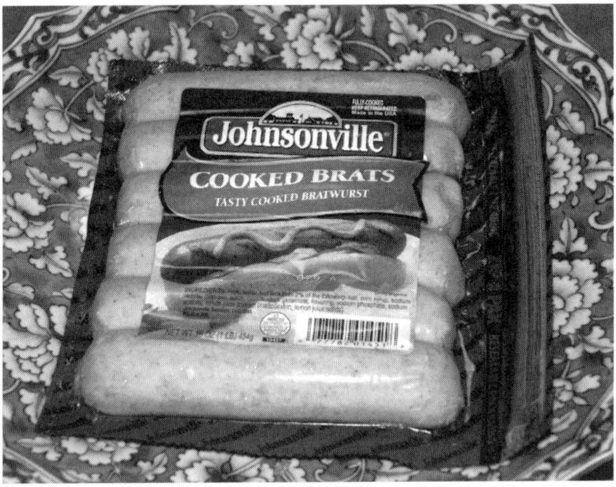
Johnsonville
COOKED BRATS
TASTY COOKED BRATWURST

写真4-1

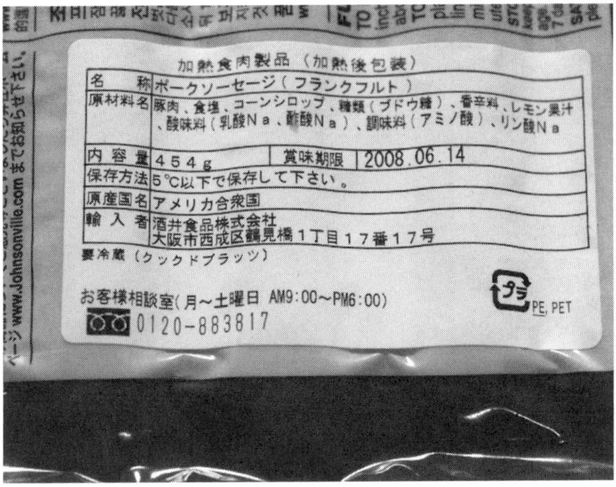
加熱食肉製品（加熱後包装）
名称 ポークソーセージ（フランクフルト）
原材料名 豚肉、食塩、コーンシロップ、糖類（ブドウ糖）、香辛料、レモン果汁、酸味料（乳酸Ｎａ、酢酸Ｎａ）、調味料（アミノ酸）、リン酸Ｎａ
内容量 ４５４ｇ
賞味期限 2008.06.14
保存方法 5℃以下で保存して下さい。
原産国名 アメリカ合衆国
輸入者 酒井食品株式会社
大阪市西成区鶴見橋１丁目１７番１７号
要冷蔵（クックドブラッツ）
お客様相談室（月～土曜日 AM9:00～PM6:00）
0120-883817
PE, PET

写真4-2

また，乳酸は多くの筋肉中には1%弱含まれる[23]のが通常で，このため乳酸は肉製品の風味増強剤としてアメリカでは許可されていると思われるところもあり，また，2%を超す使用量は食肉製品の粘弾性を改善し[24]，その上，製品の水分活性も幾分かは低下させる可能性がある[25]ので，配合剤の利用によって，多くの利点が得られるものと思われる．

4.3 クエン酸塩の利用

クエン酸は，有機酸特有のpHの低下と化合物に伴う酸味の付与などの性質に加えて，そのナトリウム塩は金属キレート作用によって，幾つ

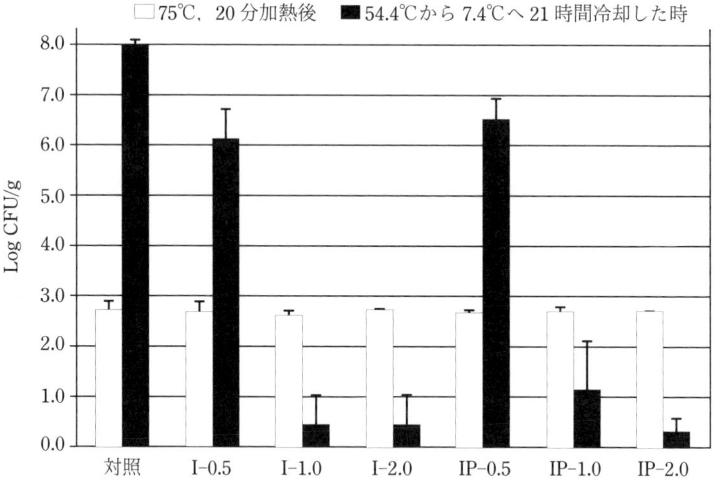

図4-3 ローストビーフ中の*C.perfringens*の冷却後（75℃, 20分の加熱）と続く54.4℃から7.4℃への21時間の徐々の冷却後の平均の菌数[28]

I：クエン酸ナトリウム製剤Ional，IP：クエン酸ナトリウム製剤Ional Plus.

Author ; H. Thippareddi (Department of Food Science and Technology, University of Nebraska-Lincoln), V. K. Juneja (U. S. Department of Agriculture, Agricultural Research Service), R. K. Phebus and C.L. Kastner (Food Science Institute, Kanzas State University).

かの化合物の抗菌作用を促進するような性質を持っている．例えば，グリセリン脂肪酸エステル類と共存すると，同化合物をグラム陰性細菌に対し活性を示すように変化させるとか，ナイシンと共存することによって，ナイシンをグラム陰性細菌に活性を示すように変化させるなどの，すでに紹介したものに加えて，耐熱性の細菌胞子と共存することによって，細菌胞子の熱抵抗性を低下させ，また発芽率も低下させるような性質も持っている[26,27]．クエン酸ナトリウムのこの性質を利用して，食中毒の危害をもたらす危険のあるウエルシュ菌（*Clolstridium perfringens*）を制御する試みがなされている．

例えば，Thippareddi らは，ローストビーフなどの食肉製品の冷却中に増殖してくる *C.perfringens* の制御に，クエン酸ナトリウム製剤（buffered sodium citrate）が効果的に働き，胞子からの発芽と生育が抑えられることを示している（図 4-3）[28]．

この研究は，USDA の研究機関によってなされ，アメリカにおけるローストビーフの製造に利用し，冷却後は冷蔵することを考えれば，ウエルシュ菌による食中毒防止に有効であり，また，使用するのもクエン

表 4-3　サンブサの加熱前，加熱直後，加熱後室温に 24 時間置いたときの *C.perfringens* の栄養細胞数と胞子の数[29]

添加物	*C. perfringens* 数						
	焼き前		焼き直後		室温 24 時間後		菌数差
	菌数 A	菌数 B	菌数 C	菌数 D	菌数 E	菌数 F	C−E
無添加対照	2.59	2.99	1.38	ND	6.50	ND	−5.12
1%クエン酸 Na 製剤	2.47	2.82	0.96	ND	4.81	0.70	−3.85
2%クエン酸 Na 製剤	2.32	2.91	1.07	ND	0.82	ND	0.25
1%乳酸カリウム製剤	2.41	2.90	1.26	ND	5.72	ND	−4.46
2%乳酸カリウム製剤	2.31	2.94	1.24	ND	4.48	ND	−3.24

菌数 A：加熱前のサンブサ中の菌数，菌数 B：加熱前のヒートショックを与えた胞子数，菌数 C：加熱直後のサンブサ中の生存菌数，菌数 D：加熱直後のサンブサ中の耐熱性胞子数，菌数 E，F：24 時間室温保存後のサンブサ中の栄養細胞と耐熱性胞子数．2%クエン酸ナトリウム製剤は有効だが，乳酸カリウムは無効であることがわかる．

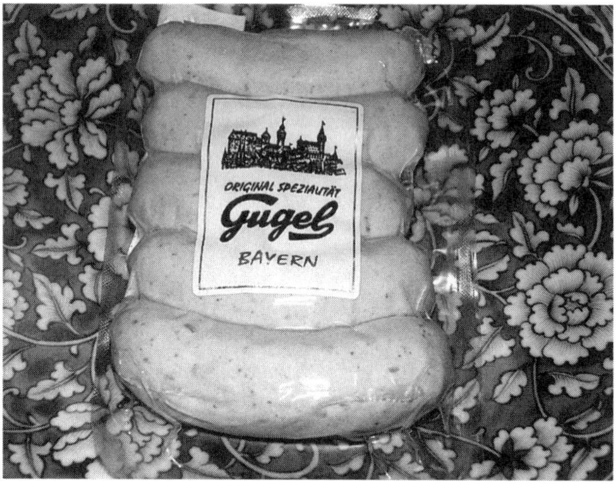
ORIGINAL SPEZIALITÄT
Gugel
BAYERN

写真4-3

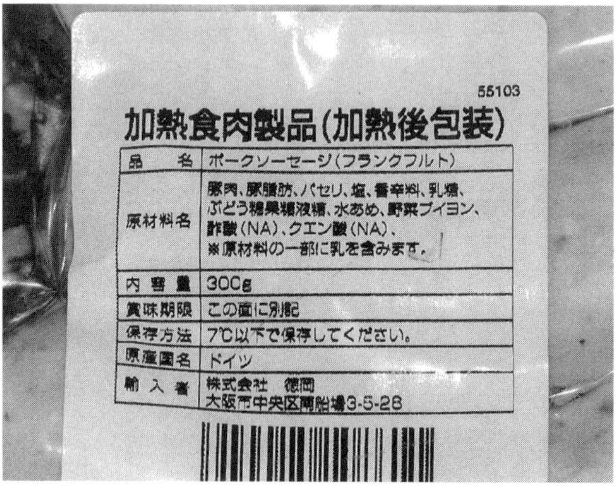
55103
加熱食肉製品(加熱後包装)
品名 ポークソーセージ(フランクフルト)
原材料名 豚肉、豚脂肪、パセリ、塩、香辛料、乳糖、ぶどう糖果糖液糖、水あめ、野菜ブイヨン、酢酸(NA)、クエン酸(NA)、
※原材料の一部に乳を含みます。
内容量 300g
賞味期限 この面に別記
保存方法 7℃以下で保存してください。
原産国名 ドイツ
輸入者 株式会社 徳岡
大阪市中央区南船場3-5-28

写真4-4

酸ナトリウムなので，ほとんど批判は受けないだろうと思われる．

同様な実験が，Yarbaevaらによって行われた．タジキスタンの料理のTajik Sambusaの*C.perfringens*の発芽と生育の阻止に，同様にbuffered sodium citrate製剤と乳酸カリウムが使用され，クエン酸ナトリウム製剤は，本菌の発芽と生育を抑制したが，乳酸カリウムは1および2%のレベルではほとんど作用しなかったと報告されている[29]．この実験も先の報告と同様，加熱製造されたSambusa（サンブサ）に，冷却保存後に発芽生育してくる*C.perfringens*胞子に対する効果を調べたものである．実験結果を表4-3に示した．

このクエン酸ナトリウムの効果もまた食品保存とは言えない．クエン酸ナトリウムは，一般細菌に対し強い活性を示さないので，これらの食品に腐敗細菌が汚染し，常温に保存された場合は，生育はほとんど防ぐことはできないであろう．しかし，ここに示された二つの例は，加熱後の冷却期間の終わりの過程中に発育が起こる食中毒細菌を効果的に制御しようとするもので，明らかに保存料の狙いとは異なっている．

因みに，ドイツ製のソーセージは，酢酸ナトリウムとクエン酸ナトリウムが使用されているものがあり，しかも保存温度は7℃以下に設定されているので，冷却中のウエルシュ菌の制御を狙ったものであろう．

4.4　フマル酸の利用

フマル酸は，何らかの抗菌作用を示す有機酸と組み合わせると，その抗菌作用を著しく強める作用がある．3章で紹介したComesの報告[36]では，フマル酸との組み合わせによって，安息香酸ナトリウムやソルビン酸カリウムの*E.coli* O157:H7に対する抗菌作用が著しく強められている（図4-4）．

清水らの報告も同様で，フマル酸はリンゴ酸，酒石酸，クエン酸，アスコルビン酸の1.0%溶液と比較して，6株の*Salmonella*，同じく6株

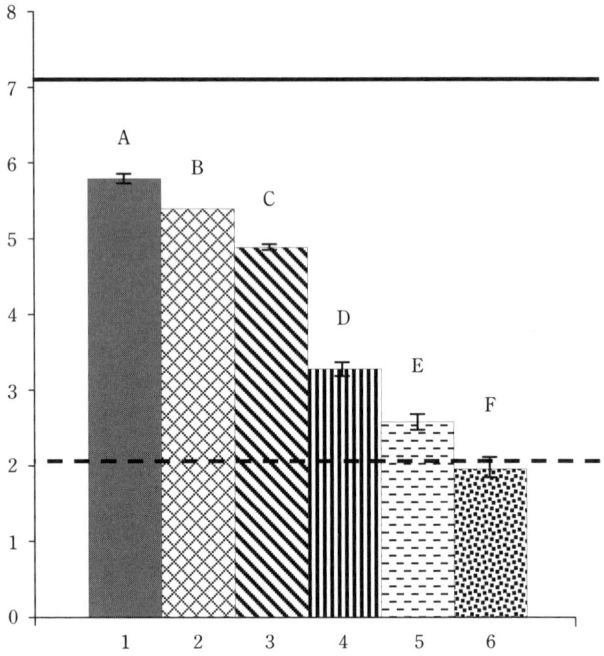

図4-4　リンゴサイダー中の *E.coli* O157:H7 を各種の保存料共存下に，pH 3.4，25℃で 4 時間保存し，次いで 4℃の冷蔵庫内で 48 時間置いたときの菌数に対する効果[36)]

1：対照
2：ソルビン酸 K 0.05％＋安息香酸 Na 0.05％
3：フマル酸 0.15％
4：フマル酸 0.15％＋ソルビン酸 K 0.05％
5：フマル酸 0.15％＋安息香酸 Na 0.05％
6：フマル酸 0.15％＋ソルビン酸 K 0.05％＋安息香酸 Na 0.05％
縦軸は，*E.coli* O157:H7 菌数（logCFU/ml）

Author ; Justin E. Comes and Robert B. Beelman :Department of Food Science, The Pennsylvania State University.

の大腸菌，4 株の *Klebsiella*，他各種細菌 6 株に対して 1/10～1/3 の 0.1～0.3％の濃度で阻止効果があることを示したのち，アスコルビン酸，リンゴ酸，酒石酸，クエン酸，シュウ酸をフマル酸と組み合わせると，そ

表 4-4　フマル酸と各種有機酸との組み合わせによる *Sal.*Typhimurium の殺菌効果[37]

組み合わせる酸の種類		フマル酸濃度			組み合わせた酸単独の作用
		0.3%	0.2%	0.1%	
な　し		3	1	1	……
アスコルビン酸	0.3%	6	5	3	0
	0.2%	5	4	3	0
	0.1%	5	4	2	0
リンゴ酸	0.3%	4	3	1	0
	0.2%	4	3	1	0
	0.1%	4	3	1	0
クエン酸	0.3%	4	3	2	0
	0.2%	3	3	1	0
	0.1%	3	3	0	0
シュウ酸	0.3%	6	6	6	0
	0.2%	6	6	6	0
	0.1%	6	6	6	0

6：20 秒で死滅，5：40 秒で死滅，4：80 秒で死滅，3：160 秒で死滅，2：5 分で死滅，1：10 分で死滅，0：10 分以上で死滅．

れぞれ単独の酸より強い殺菌作用が現れることを示している（表 4-4）[37]．

しかし，この報告では，フマル酸はグラム陽性細菌の *B.subtilis* および *S.aureus* には強い阻止作用を示さず，上記の作用はグラム陰性細菌に限られている．したがって，フマル酸のこの作用を利用する場合は，腸内細菌系のグラム陰性細菌の制御に限られるかも知れない．

以上の報告は，食品微生物の殺菌あるいは制御に対して，フマル酸の興味ある利用性を示唆している．例えば，フマル酸を油脂で被覆して常温では流出しないように工夫し，肉製品のように，生肉では酸性の pH 域で水和性が失われる対象には，加熱によって溶出するようにしたものと，何らかの抗菌作用を持つ化合物と組み合わせれば，有効な製剤を作製することが可能であろう．

4.5　パラアミノ安息香酸の利用

パラアミノ安息香酸（PABA）は，わが国では食品添加物ではないが，かつてはビタミンの一種であり，アメリカではGRASである[30]．この化合物が食品微生物に抗菌作用を有し，食品微生物制御に有効に利用できることを示す報告は，2001年にCagriらによって行われ[30]，続いて2002年[31]，2003年[32]と続報された．彼らの報告による限り，この化合物を含有するホエイ分離タンパク質フィルム（whey protein isolate film）の*L.monocytogenes*，*E.coli* O157:H7，*Salmonella enterica* Typhimuriumに対する抗菌作用は，ソルビン酸に劣ってはいない（表4-5）．

Cagriらの以上のような実験結果の報告に先立ち，この化合物の食品に危害をもたらす細菌類に対する作用の報告は，1995年にRichardsらによって行われ，PABAが十分な抗菌作用を示すことが明らかにされている[33]．

なお，Cagriらの報告は，同時に一種の製剤化の報告であって，製剤化によって新しい技法の開発を行うのは，重要な開発手段である．

表4-5　ボロニアソーセージ上の*L.monocytogenes*，*E.coli* O157:H7，*Sal.* Typhimurium DT104におけるPABA，ソルビン酸，あるいはPABA＋ソルビン酸を含有するホエイ分離タンパク質フィルムで包装し，21日間冷蔵保存したときの菌数減少[31]

抗　菌　剤	濃度(%)	*L.monocytogenes*	*E.coli* O157:H7	*Sal.*Typhimurium DT104
PABA	0.75	1.5±0.3	3.3±0.1	2.7±0.2
	1.0	2.2±0.1	3.6±0.3	2.8±0.2
ソルビン酸	0.75	3.0±0.4	2.7±0.2	2.7±0.4
	1.0	3.4±0.5	3.1±0.2	3.0±0.2
ソルビン酸＋PABA	0.5+0.5	2.8±0.2	3.1±0.4	3.9±0.1
対照(フィルムのみ)	0	−0.4±0.1	2.1±0.3	1.5±0.2

引用文献

1) Schlyter, J. M., Glass, K. A., Loeffelholz, J., Degnan, A. J. and Luchansky, J. B. : The effect of diacetate with nitrite, lactate, or pediocin on the viability of *Listeria monocytogenes* in turkey slurries, *Int. J. Food Microbiol.*, **19**, 271–281 (1993)

2) Blom, H., Nebrink, E., Dainty, R., Hagtvedt, T., Borch, E., Nissen, H. and Nesbakken, E. : Addition of 2.5% lactate and 0.25% acetate controls growth of *Listeria monocytogenes* in vacuum-packed, sensory-acceptable servelat sausage and cooked ham stored at 4℃, *Int. J. Food Microbiol.*, **38**, 71–76 (1997)

3) Stekelenburg, F. K. and Kant-Muermans, M. L. T. : Effects of sodium lactate and other additives in cooked ham product on sensory quality and development of a strain of *Lactobacillus curvatus* and *Listeria monocytogenes*, *Int. J. Food Microbiol.*, **66**, 197–203 (2001)

4) Meyer, J. D., Cerveny, J. G. and Luchansky, J. B. : Inhibition of Nonproteolytic, Psychrotrophic Clostridia and Anaerobic Sporeformers by Sodium Diacetate and Sodium Lactate in Cooked-in-bag Turkey Breast, *J. Food Protect.*, **66**, 1474–1478 (2003)

5) Bedie, G. K., Samelis, J., Sofos, J. F., Belk, K. E., Scanga, J. A. and Smith, G. C. : Antimicrobials in the Formulation to Control *Listeria monocytogenes* Post-processing Contamination on Frankfurters Stored at 4℃ in Vacuum Packages, *J. Food Protect.*, **64**, 1949– 1955 (2001)

6) Mbandi, E. and Shelef, L. A. : Enhanced Inhibition of *Listeria monocytogenes* and *Salmonella* Enteritidis in Meat by Combinations of Sodium Lactate and Diacetate, *J. Food Protect.*, **64**, 640–644 (2001)

7) Samelis, J., Bedie, G. K., Sofos, J. N., John, K. E., Scanga, J. A. and Smith, G. C. : Control of *Listeria monocytogenes* with Combined Antimicrobials after Postprocess Contamination and Extended Storage of Frankfurters at 4℃ in Vacuum Packages, *J. Food Protect.*, **65**, 299–307 (2002)

8) Yoon, K. S., Burnette, C. N. and Whiting, R. C. : Effects of pH and Agitation on the Growth of *Listeria monocytogenes* Scott A in Brain Heart Infusion Broth Containing Combined Potassium Lactate and Sodium Diacetate during Storage at 4 or 10℃, *J. Food Protect.*, **66**, 1469–1473 (2003)

9) Juneja, V. K. : Predictive Model for the Combined Effect of Temperature, Sodium Lactate, and Sodium Diacetate on the Heat Resistance of *Listeria monocytogenes* in Beef, *J. Food Protect.*, **66**, 804–811 (2003)

10) Sommers, C. S., Fan, X., Niemira, B. A. and Sokorai, K. : Radiation (Gamma) Resistance Postirradiation Growth of *Listeria monocytogenes* Suspended in Beef Bologna Containing Sodium Diacetate and Potassium Lactate, *J. Food Protect.*, **66**, 2051–2056 (2003)

11) Legan, J. D., Seman, D. L., Milkoski, A. L., Hirschey, J. A. and Vandeven, M. H. : Modeling the Growth Boundary of *Listeria monocytogenes* in Ready-to Eat Cooked Meat Products as a Function of the Product Salts, Moisture, Potassium Lactate, and Sodium Diacetate Concentrations, *J. Food Protect.*, **67**, 2195–2204 (2004)

12) Barmpalia, I. M., Geornaras, I., Belk, K. E., Scanga, J. A., Kendall, P. A., Smith, G. C. and Sofos, J. N. : Control of *Listeria monocytogenes* on Frankfurters with Antimicrobials in the Formulation and by Dipping in Organic Acid Solutions, *J. Food Protect.*, **67**, 2456–2464 (2004)

13) Yoon, K. S., Burnette, C. N., Abou-Zeid, K.A. and Whiting, R. C. : Control of Growth and Survival of *Listeria monocytogenes* on Smoked Salmon by Combined Potassium Lactate and Sodium Diacetate and Freezing Stress during Refrigeration and Frozen Storage, *J. Food Protect.*, **67**, 2465–2471 (2004)

14) Luchansky, J. B., Cocoma, G. and Call, J. E. : Hot Water Postprocess Pasteurization of Cooke-in-Bag Turkey Breast Treated with and without Potassium Lactate and Sodium Diacetate and Acidified Sodium Chlorite for Control of *Listeria monocytogenes*, *J. Food Protect.*, **69**, 39–46 (2006)

15) Wicklund, R. A., Paulson, D. D., Rojas, M. C. and Brewer, M. C. : Effects of Shelf-life Enhancers on *E. coli* K12 Survival in Solutions Used to Enhance Beef Strip Steaks, *J. Food Sci.*, **71**, M190–190 (2006)

16) Vogel, B. F., Yin Ng, Y., Hyldig, G., Mohr, M. and Gram, L. : Potassium Lactate Combined with Sodium Diacetate Can Inhibit Growth of *Listeria monocytogenes* in Vacuum-Packed Cold Smoked Salmon and Has No Adverse Sensory Effects, *J. Food Protect.*, **69**, 2134–2142 (2006)

17) Mellefont, L. A. and Ross, T. : Effect of Potassium Lactate and a Potassium Lactate-Sodium Diacetate Blend on *Listeria monocytogenes* Growth in Modified Atmosphere Packaged Sliced Ham, *J. Food Protect.*, **70**, 2297–2305 (2007)

18) Schultze, K. K., Linton, R. H., Cousin, M. A., Luchansky, J. B. and Tamplin, M. L. : A Predictive Model to Describe the Effects of Temperature, Sodium Lactate and Sodium Diacetate on the Inactivation of a Serotype 4b Strain of *Listeria monocytogenes* in a Frankfurter Slurry, *J. Food Protect.*, **69**, 1552–1560 (2006)

19) Knight, T. D., Gastillo, A., Maxim, J., Keeton, J. T. and Miller, R. K. : Effectiveness of Potassium Lactate and Sodium Diacetate in Combination with Irradiation to Control *Listeria monocytogenes* on Frankfurters, *J. Food Sci.*, **72**, M26–30 (2007)

20) Hwang, C.-A. and Tamplin, M. L. : Modeling the Lag Phase and Growth Rate of *Listeria monocytogenes* in Ground Ham Containing Sodium Lactate and Sodium Diacetate at Various Storage Temperatures, *J. Food Sci.*, **72**, M246–253 (2007)

21) Skandamis, P. N., Stopforth, J. D., Yoon, Y., Kendall, P. A. and Sofos, J. N. : Modeling the Effect of Storage Atmosphere on Growth-No Growth Interface of *Listeria monocytogenes* as a Function of Temperature, Sodium Lactate, Sodium Diacetate, and NaCl, *J. Food Protect.*, **70**, 2329–2338 (2007)

22) Abou-Zeid, K. A., Yoon, K. S., Oscar, T. P., Schwarz, J. G., Hashem, F. M. and Whiting, R. C. : Survival and Growth of *Listeria monocytogenes* in Broth as a Function of Temperature, pH, and Potassium Lactate and Sodium Diacetate Concentrations, *J. Food Protect.*, **70**, 2620–2625 (2007)

23) PURAC 社技術資料 (1993)

24) Papadopoulos, L. S., Miller, R. K., Ringer, L. J. and Cross, H. R. : Sodium Lactate Effect on Sensory Characteristics, Cooked Meat Color and Chemical Composition, *J. Food Sci.*, **56**, 621–626 (1991)

25) 佐藤友太郎：食品開発, **14**(7), 47 (1979)

26) 犬飼　進, 菊池順子, 渡辺忠雄：*Bacillus* 属芽胞の発芽および耐熱性に及ぼす有機酸ナトリウム塩の影響, 食衛誌, **25**, 125–131 (1984)

27) 久寿米木一祐, 高橋武美, 宮城森安：めんつゆの加熱殺菌へのクエン酸ナトリウムの添加効果, 食衛誌, **43**, 740–747 (1996)

28) Thippareddi, H., Juneja, V. K., Phebus, R. K., Marsden, J. L. and Kaster, C. L. : Control of *Clolstridium perfringens* Germination and Outgrowth by Buffered Sodium Citrate during Chilling of Roast Beef and Injected Pork, *J. Food Protect.*, **66**, 376–381 (2003)

29) Yarbaeva, S. N., Velugoti, P. R., Thippareddi, H. and Albrecht, J. A. : Evaluation of the Microbial Quality of Tajik Sambusa and Control of *Clostridium perfringens* Germination and Outgrowth by Buffered Sodium Citrate and Potassium Lactate, *J. Food Protect.*, **71**, 77–82 (2008)

30) Cagri, A., Ustunol, Z. and Ryser, E. T. : Antimicrobial, Mechanical and Moisture Barrier Properties of Low pH Whey Protein-based Edible Films Containing *p*-Aminobenzoic or Sorbic Acid, *J. Food Sci.*, **66**, 865–870 (2001)

31) Cagri, A., Ustunol, Z. and Ryser, E. T. : Inhibition of Three Pathogens on Bologna and Summer Sausage Using Antimicrobial Edible Films, *J. Food Sci.*, **67**, 2317–2324 (2002)

32) Cagri, A., Ustunol, Z., Osburn, W. and Ryser, E. T. : Inhibition of *Listeria monocytogenes* on Hot Dogs Using Antimicrobial Whey Protein-based Edible Casings, *J. Food Sci.*, **68**, 291–299 (2003)

33) Richards, R.M.E., King, D.K.L. and King, T. P. : Activity of *p*–aminobenzoic acid compared with other organic acids against selected bacteria, *J. Appl. Bacteriol.*, **78**, 209–215 (1995)

34) Rubin, H. E. : Toxicological Model for a Two-Acid System, *Appl. Envron. Microbiol.*, **36**, 623–624 (1978)

35) Moon, N. J. : Inhibition of the growth of acid tolerant yeasts by acetate, lactate and propionate and their synergistic mixtures, *J. Appl. Bacteriol.*, **55**, 453–460 (1983)

36) Comes, J. E. and Beelman, R. B. : Addition of Fumaric Acid and Sodium Benzoate as an Alternative Method to Achieve a 5-log Reduction of *Escherichia coli* O157:H7 Populations in Apple Cider, *J. Food Protect.*, **65**, 476–383 (2002)

37) 清水高正，高畠俊弘，加藤正博：食品添加物として使用される数種の有機酸の抗菌作用，食衛誌, **36**, 50–54 (1995)

5. タンパク質型化合物や乳酸菌体とそのタンパク性生産物の利用

タンパク質およびペプチド型の抗菌性物質の中で，すでに利用されているのは，魚類の精子核の核タンパク質であるプロタミン（しらこタンパク抽出物）と，放線菌の生産した ε-ポリリシンである．これらは，開発当初は広く用いられていたが，既存添加物の保存料に認定されたために，著しく使用量が減り，ほとんど利用されなくなっている．

しかし，重要な抗菌性物質であるので，簡単にその作用を紹介する．

5.1 プロタミン（しらこタンパク抽出物）

魚類の核タンパク質であるが，現在はサケまたはニシンの精巣（しらこ）からの抽出物が利用されている．プロタミンの抗菌作用の研究は，外国では古く 1930 年代から始まり，1940 年代にかけて行われた．わが国でのプロタミンの抗菌作用の研究は，1984 年頃から Islam らによって行われ，基礎的な部分は明らかにされた[1-10]が，なおデータ上は理解できないような数値があった．これは，培地成分や培地中の寒天の影響が考慮されていなかったためで，これを考慮したデータは後に明らかにされた[11]．

従来のプロタミンの抗菌作用のデータは，全てが食品保存を目的としたもので，抗菌作用も食品の腐敗菌や変敗菌を対象としており，食品の安全性に影響を与えるような *Listeria monocytogenes*，*Vibrio*，*Salmonella*，*Clostridium* などに対する効果のデータは欠けていたが，後にこれらに関連するような菌種に対する作用が示された[11]．

表5-1 液体栄養培地中のプロタミンの微生物発育阻止濃度(μg/ml)[11]

菌　名	pH				
	5	6	7	8	9
Escherichia coli ATCC 25922	15.6	15.6	15.6	7.8	7.8
Enterobacter cloacae ATCC23355	31.3	15.6	15.6	15.6	15.6
Salmonella Typhimurium ATCC A4028	62.5	31.3	15.6	15.6	15.6
Salmonella typhi Jin-3	62.5	31.3	15.6	15.6	7.8
Salmonella Enteritidis 1891	15.6	15.6	7.8	7.8	7.8
Yersinia enterocolitica IID 981	31.3	31.3	31.3	31.3	15.6
Pseudomonas aeruginosa ATCC 27853	62.5	15.6	15.6	15.6	15.6
Staphylococcus aureus 209P	7.8	7.8	7.8	2.0	2.0
Staphylococcus epidermidis ATCC 12228	7.8	7.8	7.8	2.0	2.0
Lactobacillus brevis IFO 3345	15.6	7.8	7.8	3.9	—
Leuconostoc dextrinicum IFO 3349	15.6	7.8	7.8	7.8	—
Leuconostoc mesenteroides IFO 3426	15.6	7.8	7.8	7.8	3.9
Bacillus subtilis IAM 1069	31.3	7.8	7.8	7.8	7.8
Bacillus cereus IAM 1029	62.5	31.3	31.3	15.6	7.8
Bacillus licheniformis IFO 12200	31.3	15.6	7.8	7.8	3.9
Saccharomyces cerevisiae IFO 0205	31.3	15.6	15.6	7.8	2.0
Candida utilis IFO 0396	7.8	7.8	7.8	7.8	7.8

ここでは，そのデータを表5-1に示した.

この数値からみると，プロタミンは病原性細菌にも抗菌活性を示すことは予想されるが，現状では各種の食品に汚染ないし繁殖して，人に危害をもたらすような微生物に対して，直接的な活性の強さを示すデータはない.

5.2 ε-ポリリシン

ポリリシンは，放線菌の *Streptomyces albulus* によって生産される L-リシンのホモポリマーである. 非常に強い抗菌作用と，熱に対する高い安定性から，食品中で安定した抗菌作用を発揮し，使用された食品の保存安定性を高める.

表5-2 TSAYE 培地または食品成分抽出液(10%蒸留水)に 5 logCFU/ml 接種し，ポリリシンを含有させ，12℃で 6 日間保存したときの平均の菌数[13)]

培地条件	ポリリシン濃度 (%)	TSAYE 培地検出 0日	TSAYE 培地検出 6日	試験菌選択培地 0日	試験菌選択培地 6日
1. *Escherichia coli* O157:H7				マッコンキーソルビトール寒天	
TSAYE	0	5.2	9.0	5.0	8.9
	0.02	5.2	7.8	4.7	7.2
全　乳	0	5.2	8.2	5.1	8.1
	0.02	5.2	1.4	5.0	＜0.0
ビーフ	0	5.2	7.7	5.1	7.5
	0.02	5.1	1.2	4.7	＜0.0
ボロニア	0	5.2	8.3	5.1	8.3
	0.02	4.9	1.4	4.5	＜0.0
2. *Salmonella* Typhimurium				XLD 寒天	
TSAYE	0	5.2	8.8	5.0	8.7
	0.02	5.1	8.7	4.4	6.9
全　乳	0	5.1	7.7	5.0	7.4
	0.02	5.1	2.3	4.7	＜0.0
ビーフ	0	5.1	7.8	4.9	6.2
	0.02	5.0	1.9	4.3	＜0.0
ボロニア	0	5.1	7.9	4.9	7.4
	0.02	4.8	1.1	4.0	0.4
米	0	5.1	7.0	4.9	6.8
	0.02	4.1	＜0.0	2.8	＜0.0
3. *Listeria monocytogenes*				PALCAM 寒天	
TSAYE	0	5.0	9.3	5.0	9.3
	0.02	4.9	6.3	5.0	6.3
全　乳	0	5.0	7.6	5.0	7.6
	0.02	5.0	＜0.0	5.0	0.0
ビーフ	0	4.6	5.5	4.7	5.6
	0.02	4.6	＜0.0	4.5	＜0.0
ボロニア	0	5.0	8.6	5.0	8.6
	0.02	4.5	0.8	4.7	0.8
米	0	5.0	7.7	4.9	7.7
	0.02	4.6	＜0.0	4.6	＜0.0

TSAYE：0.6%酵母エキス加トリプトソイ寒天培地.

しかし，国内で発表された抗菌性のデータは，食品に危害を及ぼす微生物に対する直接的な効果のデータに欠け，食品の安全性を高める観点からは物足りない状態にあったが，最近アメリカで，ポリリシンの *Escherichia coli* O157:H7, *Salmonella* Typhimurium, および *L.monocytogenes* に対する抗菌作用の研究結果が発表され，ポリリシン単独，ポリリシンと酢酸，二酢酸ナトリウム，乳酸ナトリウムなどとの組み合わせで，乳酸ナトリウムを除いて強い抗菌作用（特に殺菌作用）を示し[12]，また，幾つかの食品成分との組み合わせでも，ポリリシンは強い抗菌作用を示した[13]ことが報告されている．報告されたものの一部を抄出すると，表5-2のようである．

特に注目されるのは，培地中での抗菌作用より，食品成分中でより強い殺菌作用が認められることで，この結果から，食品由来の危害の可能性の高い病原菌の制御にこの化合物の利用性は高いと考えられる．なにしろ，ポリリシンは，アミノ酸のL-リシンのみによって構成されており，分解を受けると単純にL-リシンになってしまうので，安全性試験の結果も，極めて安全性の高いものであることが報告されている[14]．

しかし，わが国ではポリリシンは保存料に指定されているため，使用されなくなって来ている．

5.3 リゾチーム

リゾチームは，ovo-antimicrobial（卵白由来の抗菌性物質）系化合物の一つで，本来はこのグループ（後述）の中で取り上げるべきかもしれない．しかし，リゾチームは，すでに古くから食品保存に利用され，わが国ではリゾチームを主剤とする配合剤も広く販売されている．それで，すでに実績のある化合物として，ここに独立して取り上げることにした．

リゾチームは，人体を含む生体中に広く分布し，この物質の安全性はほとんど問題はない．リゾチームはその抗菌作用がグラム陽性細菌にやや偏っており，病原性の強い腸内細菌などの属するグラム陰性細菌には単独では活性を示さないことが多く，この点からリゾチームを食品危害微生物の制御にあてるのは困難である．因みに，各種の細菌に対するリ

表5-3 食品微生物に対する卵白リゾチームの抗菌作用[15)]

強くリゾチームにより溶菌するか阻害される微生物
Bacillus coagulans
Bacillus stearothermophilus
Clostridium thermosaccharolyticum
Clostridium tyrobutiricum
Micrococcus spp.
Sarcina spp.
中庸に阻害されるか，あるいは株によっては強い感受性を示す微生物
Bacillus cereus
Brucella spp.
Campylobacter jejuni
Clostridium botulinum serotype A, B and E
Listeria monocytogenes
Enterococcus faecalis
Lactobacillus spp.
Moraxella spp.
Pseudomonas aeruginosa
Yersinia enterocolitica
Yeasts…*Candida albicans, Cryptococcus neoformans*
通常溶菌しないか，あるいは阻害されない微生物
Aeromonas hydrophila
Brocothrix thermosphacta
Clostridium butyricum
Clostridium perfringens
Escherichia coli O157:H7
Klebsiella pneumoniae
Lactococcus spp.
Leuconostoc spp.
Salmonella enterica serotype Typhimurium
Shewanella putrifaciens
Shigella spp.
Staphylococcus aureus
Vibrio cholerae

ゾチームの作用をまとめているJohnsonらの報告[15]を示すと，表5-3のようである．

なお，Hughyらが，食品腐敗細菌と食品分離の病原性細菌に対するリゾチームの作用を調べた結果でも，特に病原性細菌類には強い抗菌活性は示さないと報告している[16]．この内，リゾチームが唯一活性を示したのは，*L.monocytogenes* と *Clostridium botulinum* に対してEDTAと併用した場合で，グラム陽性細菌であるこの二つの細菌に対しても，リゾチームの作用は限られたものとなっている．

しかし，リゾチームは，早くにグリシンとの合剤が開発され，両者を合わせると，リゾチーム単独ではほとんど活性を示さなかった大腸菌と *Staphylococcus aureus*（黄色ブドウ球菌）に対し，強い活性を示し，食品保存を目的として利用されている[17]．リゾチーム単独では効果のない二つの細菌に対し，グリシンを合わせるとなぜ殺菌作用を示すようになるのか興味のあるところで，食品由来の危害微生物を効率的に制御できる可能性がある．

しかしながら，リゾチームによる食品危害性微生物の積極的な制御は，リゾチーム単独では困難なのが実情であろう．非常に多くのリゾチームの利用に関する報告を見ても，単独では，特に有効な方法は見当たらない．

5.4 その他の酵素などの抗菌性タンパク質

5.4.1 Lacto-Antimicrobials

乳を起源とする抗菌物質を一まとめにして，このような括り方でNaiduによって分けられている[18]．このグループに入る化合物は，ラクトフェリン（lactoferrin），ラクトペルオキシダーゼ（lactoperoxidase），ラクトグロブリン（lactogloblins），ラクトリピド（lactolipids）で，食品微生物の制御に対するこれらの物質の利用性は，物質の性質，抗菌作用の機作，コストなど幾つかの理由で直ちに利用できることには結びつかないように思われる．ここでは，すべてを詳細に解説することは避け，名前だけの紹介にとどめたい．

5.4.2　Ovo-Antimicrobials

卵を起源とする抗菌物質を一まとめにして Naidu はこのように分け[18]，リゾチーム（lysozyme），オボトランスフェリン（ovotransferrin），オボグロブリン（ovoglobulin）IgY，アビジン（avidin）を挙げている．この中で，リゾチームはすでに触れたが，その他の物質については，lacto-antimicrobials と同様に，現状直ちに食品中の危害微生物制御に利用し得るとは考えにくいので，名前だけの紹介としたい．

5.4.3　その他のペプチド性物質

昆虫由来の抗菌性物質マガイニン[19,20]，セクロピン[20]，ディフェンシン[20]，化学合成による PR-26[21] や 6K8L[22] などが報告されている．この中では，マガイニンおよびそのアミドの抗菌作用が食品危害微生物に対して明らかにされているが，実際の食品中での食品危害微生物へ効果についての報告はない．

5.5　乳酸菌体および乳酸菌バクテリオシン類

5.5.1　乳　酸　菌　体

乳酸菌は，その生産物だけではなく，乳酸菌体自体が乳酸菌以外の微生物に対し，阻止作用を示し，乳酸菌が独占的に特定の環境を占めてしまうことが多く見られる．この現象を拮抗的と表現したりしているが，拮抗現象の際，必ずしも強い微生物は言えず，栄養要求も多い乳酸菌が，なぜ多くの場合に優勢になるのかということについては，あまり正確な説明は見当たらない．

乳製品や馴(な)れ寿司で，自然に乳酸発酵が進み，優勢な菌種が乳酸菌に限られ，また生に近い原料乳や魚介類が，腐敗菌や食中毒菌の繁殖から免れ，安全な食べ物として保存性が保たれるのは，上記の乳酸菌が拮抗現象では勝利することが多いという現象によっているのであろう．

この現象を食品危害微生物の制御に積極的に利用しようとする試みがなされている．乳酸菌がこの拮抗現象に強い理由は，多分乳酸菌の生産する乳酸を中心とする有機酸，かなりの菌株が生産する過酸化水素，アセトアルデヒド，ジアセチル，特定の株が生産するバクテリオシン，ある種の株だけが乳酸とともに生産する酢酸，ある種の株が生産するロイテリンなどの抗菌性物質がその理由かもしれない．これら乳酸菌の生産する抗菌性物質を取り出して利用しようとする試みは，当然積極的になされており，乳酸やバクテリオシンの一種のナイシンはその代表例である．

ここでは，乳酸菌の生産物ではなく，乳酸菌自体の利用の可能性を紹介する．例えば，森地は各種の乳酸球菌33株を，牛乳中で，*Staphylococcus aureus*，病原性大腸菌，*Salmonella* Typhimurium，*Sal*. Anatum，*Vibrio paraheamolyticus*，*Pseudomonas fluorescens*，*P. putida*，*P. putrefaciens*，*Bacillus subtilis*，*B. coagulans* と共存させて，それらの生育に対する影響を調べ，乳酸菌株の種類，有害細菌の種類によって作用の程度が異なるが，乳酸菌株の中では，*Lactococcus lactis* subsp. *lactis* Sc10 株が最も阻害作用が強いことを認めた．この菌を選択し，*V. parahaemolyticus*，*S. aureus*，*B. coagulans* および病原大腸菌に対し，詳細なテストを実施した．この結果，選択した乳酸菌 *L. lactis* subsp. *lactis* Sc10 株は，*Vibrio paraheamolyticus* を短時間で殺菌し，*S.aureus* と *B. coagulans* は菌数の顕著な減少が認められたが，病原性大腸菌は，生育の抑制は起こったものの菌数の顕著な減少は認められなかったと報告している[23]．結果の中で，*Staphylococcus aureus* 1011 株に対する *L.lactis* subsp *lactis* Sc10 の制御効果を図 5-1 のように示している．

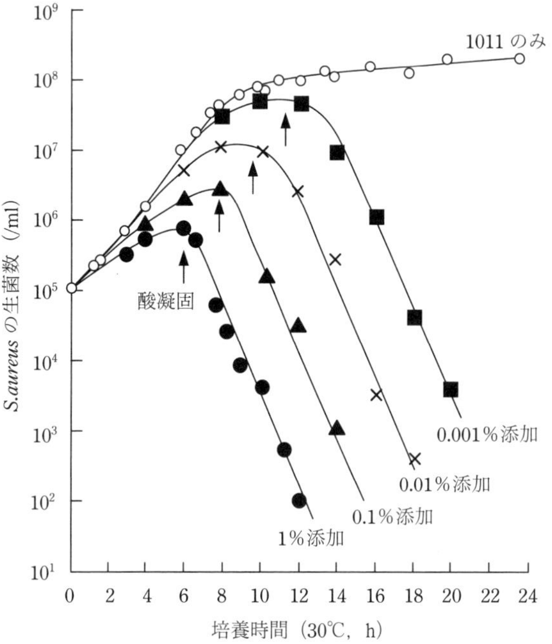

図5-1　脱脂乳中における *S.aureus* IAM 1011 の生育に及ぼす *L.lactis* subsp. *lactis* Sc10 の添加効果[23)]

乳酸菌体による食品危害微生物の制御は，すでに，Ray によってバイオプリザベーションの一つの形態としてまとめられていて[24)]，Ray や森地の提案や報告を見ると，乳酸菌体によるバイオプリザベーションには，次のような3種の形態があるようである．

(1)　標的とする危害微生物と乳酸菌を拮抗的に生育させ，標的微生物を制御する．

(2)　高温性の乳酸菌を，標的微生物の汚染している食品に混合し，低温に置くことによって乳酸菌の増殖を防いで，乳酸菌による酸の生産や匂いや味の変化を防止しつつ，標的微生物を殺菌あるいは生育を阻止する．

(3)　標的微生物の汚染している食品に乳酸菌の死菌体を添加，混合し，死菌体を利用して，標的微生物の殺菌あるいは生育を阻害する．

以上の3形態の中で，(1) は簡単にいえば，乳酸発酵食品そのものであると言えるかも知れないが，その場合は，スターターカルチャーの意図的な選択を行うことが条件として挙げられることになろう．

Ray などが重視しているのは (2) で，温度条件を特異的に設定することによって，食品の品質には影響を与えずに，標的とする危害微生物を阻害・殺菌するので，一見大変望ましい方法に見える．しかし，この方法によっても，多くの乳酸菌の生菌を用いることになるので，食品中からは大量の生菌数が検出されることになり，通常の食品では品質管理上は望ましくない食品品質とされることになろう．なお，この方法による例を幾つか Ray が示しているので，その一つを表 5-4 として挙げる．

このような例は，最近では Smith らによって報告され，ミンチしたビーフに *E.coli* O157:H7 と *Salmonella* を 10^5/g 程度接種し，牛体やアルファルファやホットドッグから分離した4株の *Lactobacillus acidophilus* を 10^7CFU/ml のカクテルとし，ミンチビーフに 10^7/g 練りこんで，5℃に保存したところ，保存中の標的微生物（この場合は *E.coli* O157:H7 と *Salmonella*）は練りこんだ乳酸菌株によって差はでるが，明らかに菌数は低下した．特に4株の乳酸菌を全部カクテルとして使用すると，効果も顕著であった．また，乳酸菌を大量に接種しているにもかかわらず，このミンチから作ったビーフパティを24人の審査員でトライアングルテストによって評価したところ，試料間に差は認められなかったと報告してる[25]．つまり，この場合は，大量の乳酸菌体を接種しているにもかかわらず，ビーフの品質には影響していない．また，最終の製品は，加熱したビーフパティなので，接種した乳酸菌も加熱によって死滅して，製品中には残っていないと思われる．*Salmonella* の菌数の保存中の変化は，図 5-2 のとおりである．

このような効果の報告は，極めて多数なされており，とてもここではすべてを紹介することはできないが，その一部を紹介する．

表5-4 乳酸菌細胞による冷蔵食品の腐敗細菌と病原菌の生育阻害[24)]

乳酸菌（細胞濃度）	汚染細菌	生育条件	阻害%
Lactobacillus bulgaricus (1×10^8/ml)	グラム陰性桿菌	牛乳，5℃，10日	95
Lactobacillus bulgaricus (2×10^7/ml)	グラム陰性桿菌	牛乳，5.5℃，6日	82
Lactobacillus strain C2 (2.4×10^7/ml)	*Pseudomonas putida*	牛乳，7℃，48時間	90.0
Leuconostoc citrovorum (10%接種量)	*Pseudomonas* spp.	ミンチビーフ，7℃，7日間	90.0
Streptococcus diacetylactis (2%接種量)	*Pseudomonas* spp.	ミンチビーフ，7.5℃，7日間	99.5
Streptococcus lactis と *Leuconostoc citrovorum* (10%接種量)	*Pseudomonas* spp.	ビーフステーキ，7℃，4日間	90.0
Pediococcus sp. (10^6/g)	*Listeria monocytogenes*	ソセージミックス，37.8℃，12時間	95.0
Pediococcus cerevisiae と *Lactobacillus plantarum* (2×10^6/g)	*Pseudomonas* spp. *Altermonas* spp. *Salmonella* spp. *Staphylococcus aureus*	機械除骨七面鳥肉，3〜15℃，5〜7日	99.0
Lactobacillus bulgaricus (4.1×10^8/g)	*Pseudomonas* spp.	カニ肉，5℃，4日	75.0
Lactobacillus plantarum と *Pediococcus cerevisiae* (10^9/ml)	*Pseudomonas* spp. *Salmonella* spp.	液卵，3℃，7日	90.0

(1) スモークサーモンおよび魚介類燻製の *L.monocytogenes* 制御

a. Duffesらは，スモークサーモンから分離した多数の乳酸菌株のうち，*Carnobacterium* spp. を選択し，バクテリオシン生産性の有無を検討したのち，*L.monocytogenes* と共に選択した *Carnobaterium piscicola* などを接種し，4℃保存条件下に *L.monocytogenes* の菌数変化を追い，バクテ

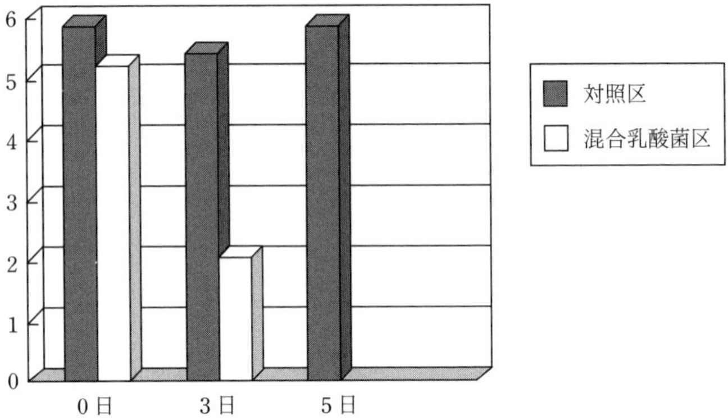

図 5-2 ミンチビーフ中の *Salmonella* の混合乳酸菌接種による菌数の変化(縦軸は *Salmonella* 菌数 log CFU/g)[25]
Reprinted with permission from the *Journal of Food Protection*. Copyright held by the International Association for Food Protection, Des Moines, Iowa, U.S.A.
Author ; L. Smith, J. E. Mann, K. Harris, M. F. Miller, and M. M. Brashears : Department Animal and Food Science, Texas Tech University).

リオシン生産性の *Carnobacterium* 株が最も有効に働いていることを示した[26].

b. Nilsson らは，スモークサーモンの *L.monocytogenes* の制御に，バクテリオシン生産性と非生産性の *Carnobacterium* を使い，5℃保存下に効果を確認し，バクテリオシン生産が *L.monocytogenes* 制御の決め手ではなく，非生産性の乳酸菌でも同様に制御し，しかも拮抗作用が，栄養源の奪い合いでも説明困難で，今後の研究が必要と述べている[27].

c. Duffes らは，真空包装，冷蔵スモークサーモンで，バクテリオシン生産性の *Carnobacterium* 株によって，品質に影響なく，4℃あるいは8℃で *L.monocytogenes* を制御し保存性を高めたと報告している[28].

d. Alves らは，ブラジル産淡水魚のスルビム（Surubim）の燻製の *L.monocytogenes* の制御に，スルビムから分離したバクテリオシン生産性の *Carnobacterium piscicola* および，スモークサーモンから分離された

C. piscicola のバクテリオシン生産性の株と非生産性の株を比較し，スルビム分離とスモークサーモン分離のバクテリオシン生産性株が，10℃保存において，顕著に *L.monocytogenes* を制御したと報告している[29]．

(2)　食肉および食肉製品の危害微生物の制御

a.　Campanini らは，サラミに汚染した *L.monocytogenes* の制御に，乳酸菌スターターを選択し，サラミの熟成期にバクテリオシン生産性のスターターの一つ *Lactobacillus plantarum* MCS 株を接種し，バクテリオシン非生産株 2 株と，制御効果を比較した．バクテリオシン生産株，非生産株は，共に *L.monocytogenes* の生育を抑制し，非生産株接種では，*L.monocytogenes* を全く無くすことはできなかったが，生産株の *L. plantarum* 接種サラミでは，陰性化することができた[30]．

b.　Bredholt らは，肉製品に元から内在する乳酸菌を防御株として利用しようと試み，加熱，スライス，ガス置換包装のハムとセルベラートソーセージ（ドライソーセージの一種）をノルウェーの食肉工場から集め，10^3CFU/g のリファンピシン耐性の *L.monocytogenes* を接種し，8℃で 4 週間保存した．*L.monocytogenes* と内在性乳酸菌の生育は保存期間中ずっと調べ，乳酸菌株は *L.monocytogenes* が生育できなかった試料から分離し，この内，3℃，pH 6.2，食塩 3％でよく生育し，中庸の酸生産能の株 5 株を，リファンピシン耐性の *L.monocytogenes* O:3，ナリジクス酸/ストレプトマイシン耐性の *E.coli* O157:H7，リファンピシン耐性の *Yersinia enterocolitica* O:3 に接種し，チャレンジテストを行ったところ，*L.monocytogens* と *E.coli* は，乳酸菌接種によって完全に生育が阻止されたが，*Y.enterocolitica* は阻止されなかった．また，内在性乳酸菌の接種は，全く品質の低下を招かなかったと報告している[31]．

c.　Senne らは保存菌株の *Lactobacillus delbrueckii lactis* RM2-5 の細胞を，*E.coli* O157:H7 あるいは *Salmonella* Typhimurium を接種したビーフステーキ上に塗布すると，5℃で保存中に有意に菌数を減少させた．また，ビーフあるいはブタの屠体に，この乳酸菌を塗布すると，やはり，二つの有害細菌の有意な減少を招くことができたと報告している[32].

d. De Martinis らによると，ブラジルソーセージのリングイッサ（linguica）から分離した *Lactobacillus sake* が抗リステリア性を持つことが分かり，培地上の抗菌活性はタンパク質様の物質によっていて，決して過酸化水素，有機酸あるいは溶菌酵素によるものではないことを認めた．彼らは，この乳酸菌株を接種し 8℃で 4 週間保存すると，*L.monocytogenes* の菌数は対照と比べ 6 logCFU 低下していたと報告している[33].

(3) *Yersinia enterocolitica* の乳酸菌による制御

a. Jeppesen らは，モデルの魚介系（エビ抽出物系）で，*Listeria monocytogenes* Scott A と *Yersinia enterocolitica* O:3 に対する *Leuconostoc* spp. と *Lactobacillus plantarum* の株による拮抗的な活性を，5℃で，クエン酸の有無（pH 5.8 および 6.0），3％食塩の有無の条件下にテストした．危害微生物と乳酸菌の接種量，培地の組成により結果は影響され，低い pH と食塩の存在下では，*L.plantarum* によって *Y.enterocolitica* は完全に阻止されたと報告している[34].

b. Ceylan らは，スターターカルチャーに *Lactobacillus sake* と *Pediodoccus acidilactici* を使ってトルコドライソーセージ中の *Yersinia enterocolitica* の制御を試み，接種量 5.0 logCFU/g の *Y.entrocolitica* は，二つの乳酸菌によって完全に制御された．この間 pH の変化は，スターターを使ったときは，6.3 から 4.7 に低下したが，スターターを使用しないときは，6.3 から 5.6 への変化であった．しかし，スターターカルチャーを使用しない方法では，*Y.enterocolitica* は完全には駆除できなかった[35].

c. Asplund らは，発酵ソーセージの亜硝酸ナトリウム量を変化させ，スターターカルチャーも変化させて，*Yersinia enterocolitica* O:3 を接種して制御効果を調べた．1.7×10^5/g の *Y.enterocolitica* の接種菌量の場合，80，100，120mg/kg の亜硝酸量添加では 28 日間の保存期間の後には菌は検出されなかった．亜硝酸無添加か，50mg/kg 添加の場合，35 日間の保存期間中，菌は検出され，最高値は 5.9 logCFU/g であった．*Lactobacillus pentosus* を加えた場合，*Y.enterocolitica* のレベルは 2.0 logCFU/g で，*L.plantarum* と 50mg/kg の亜硝酸ナトリウムの場合は，*Y.enterocolitica* のレベルは 2.9 logCFU/g であった報告している[36]．

(4) 植物体の汚染危害細菌の乳酸菌による制御

a. Wilderdyke らは，アルファルファの芽出しに汚染繁殖する危害微生物の制御において，乳酸菌の拮抗阻害による *Salmonella enterica*, *Escherichia coli* O157:H7，*Listeria monocytogenes* に対する制御活性を比較した．全危害微生物は分離乳酸菌株（58 株）のうち 32 株（55%）で阻害され，*S.enterica* は 56 株（97%），*E.coli* O157:H7 は 49 株（84%），*L.monocytogenes* は 41 株（71%）であった．有効な分離株を同定したところ，特に強い活性を示したものは *Lactococcus lactis* subsp. *lactis* で，この内 *L. lactis* subsp. *lactis* (L7) と，かつて分離していた *Pediococcus acidilactici* (D3) について，3 種の有害細菌との拮抗作用の評価を行った．その結果，危害細菌の菌数は明らかに低下した[37]．

b. 奥田らは，カイワレダイコンから分離した乳酸菌株を同定し，*Lactococcus lactis* subsp. *lactis* であると認め，カイワレダイコン栽培時にこの分離菌 *L.lactis* subsp. *lactis* SNW-1 を散布し，*E.coli* O157:H7 と共に菌数を調べたところ，乳酸菌 *L.lactis* SNW-1 は繁殖が確認されたのに対し，*E.coli* O157:H7 は 24 時間以内に消失したことを報告している[38]．

(5) その他の有害細菌（*Clostridium botulinum*）の乳酸菌による制御

Skinner らは，エンドウ豆スープ中のボツリヌス菌，*Clostridium botulinum* A 型菌，タンパク分解性 B 型菌，および E 型菌の毒素生産に対する *Lactobacillus plantarum* ATCC 8014 の制御作用を検討し，この乳酸菌の添加は，5℃，15℃，25℃，および 35℃のすべての温度で毒素の生産を防止した[39]．

(6) 乳酸菌の死菌体による危害微生物の制御

乳酸菌を食品に添加し，危害微生物を制御しようとする場合，二つの問題点が生じ利用できる食品が限られる．一つは，乳酸菌数が多くて，生菌数としてカウントされてしまい，食品の品質管理上問題となってしまうことと，もう一つは乳酸菌による酸味の付与とか，特有の匂いが着くとか，という問題である．後者は，食品を低温に置くことによって解決できる場合もあるが，扱いにくいという問題は残される．

上記のような問題は，対象が発酵食品ならばほとんど問題にならないことではあるが，それだけではこの技術を応用できる食品の範囲は限られることになる．

Ray は，*Pediococcus acidilactici* を放射線で殺菌し，死菌体としたものを食品に添加し，菌体に残されている酸を生産する機能などによって，食品の危害微生物を制御する特許を紹介している[24]．しかし，酸生産能は，必ずしも望ましい機能ではない場合も多く，この特許が実用化されなかった理由ではないかと思われる．また，金子らは，*Bifidobacterium longum* を脱脂粉乳中で培養して粉末乾燥し，生菌はほとんど含まなくなったものを生ソーセージに添加すると，一般生菌数，低温細菌数，乳酸菌数および大腸菌群数の顕著な抑制効果のあることを示している[40]．この効果は，*Bifidobacterium longum* の生産する酢酸と乳酸ならびにその他の抗菌作用を有する物質によると思われるが，発表されて以後かなりの年月を経ているのに，大々的に販売されたとは聞かないので，何らかの問題があったのかもしれない．

この分野の研究は今後に待つ所が多い．

(7) 乳酸菌およびその生産物などによるヨーロッパにおける食品の防御例

Holzapfel は，乳酸菌による食品危害微生物のリスクの低減について，表 5-5 のようにまとめている[41]．

5.5.2 バクテリオシンおよびバクテリオシン様化合物

バクテリオシンは，ナイシンが間もなく食品添加物の保存料として許可されることが予想されている．しかし，許可されても，保存料とい

表5-5　各食品システムでの乳酸菌による微生物防御技術の利用可能性[41]

食品システム	標的とする微生物
乳製品	
カビ熟成チーズ	*Listeria monocytogenes*
硬質および半硬質チーズ	熟成後に膨張を起こす clostridia
フレッシュチーズ	カビ，酵母
ヨーグルト（特にフルーツ，ナッツ，穀類入り）	酵母，カビ
食肉，魚肉，家禽（かきん）肉	*Staphylococcus aureus*
ソフト非加熱ソーセージ	*Listeria monocytogenes*
カビ熟成発酵ソーセージ	*Staphylococcus aureus*
包装魚介や軽保存魚肉，冷燻の魚介類，塩漬けのエビ	*Clostridium botulinum* Type B, E および F *Listeria monocytogenes*
新鮮肉	Pseudomonads Salmonellae *Listeria monocytogenes* 病原性 *Escherichia coli*
セルフサービス包装の食肉加工品	*Listeria monocytogenes*
家禽肉	Salmonellae *Campylobacter* spp.
野菜類	
発酵食品（全般）	酵母，カビ
発酵食品	
キユウリ	ガス発生型乳酸菌
サワークラウト	ネト生産菌（*Leuconostoc* など） 異臭生成菌，アミン生成菌
包装ミックスサラダ	腸内細菌類 Salmonellae その他グラム陰性病原菌 *Listeria monocytogenes*
デリカデッセンや新しいタイプの食品類	
冷蔵デリカテッセン類	ヘテロ発酵型乳酸菌 *Staphylococcus aureus* 酵母
新タイプの食品類	
スーヴィド（真空調理食品）	低温性 clostridia *Listeria monocytogenes*, *Bacillus*
調理済み冷蔵食品や RTE 食品	新食品のパラメーターにより決定される

うジャンルに縛られるなら，あまり使用されないかもしれない．

ナイシンに続く新たなバクテリオシンが許可される可能性は，現在では低いと考えられる．しかしながら，バクテリオシンは最近かなり新たな性質のものが報告されているので，計画的に追い続ければ，食品を微生物から守るための有効なものが見つかるかもしれない．それで，ここでは現在報告されている新しいバクテリオシンの幾つかを紹介したい．なお，バクテリオシン様化合物とは，「タンパク質様物質で，タンパク質分解酵素によって失活すること，熱安定性が概して高いこと，ここでは，とりあえず乳酸菌によって生産されるもの」としておきたい．

(1) グラム陰性細菌にも抗菌活性を示すバクテリオシン（様化合物）

a. enterocin AS-48 は，*Enterococcus faecalis* subsp. *liquefaciens* S-48 により作られるバクテリオシンで，環状であり，グラム陽性細菌に抗菌活性を示すが，キレーターとの併用によってグラム陰性細菌にも抗菌活性を示す[42]．

b. bacteriocin 217 は *Lactobacillus paracasei* subsp. *paracasei* の生産するバクテリオシン様化合物で，耐熱性でタンパク質分解酵素により失活し，グラム陽性細菌のほかにグラム陰性細菌の *Salmonella* や *Pseudomonas aeruginosa* にも活性を示す[43]．

c. 人の糞便から分離された *Bifidobacterium* の幾つかの株の生産するバクテリオシン様化合物は，複数のグラム陽性細菌と，*Salmonella*, *Escherichia*, *Helicobacter*, および *Campylobacter* に抗菌活性を示す[44]．

(2) 真菌類に抗菌活性を示すバクテリオシン（様化合物）

a. *Lactococcus lactis* subsp. *lactis* CHD 28.3 の生産する物質は，タンパク質分解酵素により失活するが，*Aspergillus flavus*, *A. parasiticus* および *Fusarium* spp. に抗菌活性を示す[45]．

b. *Lactobacillus coryniformis* subsp. *coryniformis* Strain Si3 の生産する化合物は広い範囲のカビに抗菌活性を示すが，121℃, 15 分の加熱にも安定で，タンパク質分解酵素により失活する[46]．

引用文献

1) Islam, N. MD., Itakura, T. and Motohiro, T. : Antibacterial Spectra and Minimum Inhibition Concentration of Clupeine and Salmine, *Bull. Jap. Soc. Sci. Fish.*, **50**, 1705–1708 (1984)

2) Islam, N. MD., Motohiro, T. and Itakura, T. : Effects of pH, Temperature, Metal Ions and Organic Matters on the Bacteriocidal Action of Clupeine Sulfate, *Bull. Jap. Soc. Sci. Fish.*, **51**, 811–815 (1985)

3) Islam, N. MD., Motohiro, T. and Itakura, T. : Antibacterial Action of Fractionated Components of Clupeine Sulfate and Salmine Sulfate, *Bull. Jap. Soc. Sci. Fish.*, **51**, 995–999 (1985)

4) Islam, N. MD., Motohiro, T. and Itakura, T. : Inhibitory Effect of Protamin on the Growth from the Spores of Two *Bacillus* Species, *Bull. Jap. Soc. Sci. Fish.*, **52**, 913–917 (1986)

5) Islam, N. MD., Motohiro, T. and Itakura, T. : Combined Effect of Heat Treatment and Protamine on the Growth and Heat Resistance of *Bacillus* Spores, *Bull. Jap. Soc. Sci. Fish.*, **52**, 919–922 (1986)

6) Kamal, Md., Motohiro, T. and Itakura, T. : Inhibitory Effect of Salmine Sulfate on the Growth of Molds, *Bull. Jap. Soc. Sci. Fish.*, **52**, 1061–1064 (1986)

7) Kamal, Md. and Motohiro, T. : Effect of pH and Metal Ions on the Fungicidal Action of Salmine Sulfate, *Bull. Jap. Soc. Sci. Fish.*, **52**, 1843–1846 (1986)

8) Islam, N. MD., Oda, H. and Motohiro, T. : Change in the Cell Morphology and the Release of Soluble Constituents from the Washed Cells of *Bacillus subtilis* by the Action of Protamine, *Nihon Suisan Gakkaishi*, **53**, 297–303 (1987)

9) Kamal, Md., and Motohiro, T. : Combined Effect of Salmine Sulfate and Sorbate on the Growth of Molds, *Nippon Suisan Gakkaishi*, **53**, 867–872 (1987)

10) Kamal, Md. and Motohiro, T. : Synergistic Effect of Salmine Sulfate with Ethanol on the Growth of Molds, *Nippon Suisan Gakkaishi*, **53**, 1637–1641 (1987)

11) 松田敏生：天然抗菌成分―プロタミンを中心として―, *New Food Ind.*, **33**(9), 36–46 (1991)

12) Geornaras, I. and Sofos, J. N. : Activity of ε-Polylysine Against *Escherichia coli* O157:H7, *Salmonella* Typhimurium, and *Listeria monocytogenes*, *J. Food Sci.*, **70**, M404–408 (2005)

13) Geornaras, I., Yoon, Y., Belk, K. E., Smith, G. C. and Sofos, J. N. : Antimicrobial Activity of ε-Polylysine Against *Escherichia coli* O157:H7, *Salmonella* Typhimurium,

and *Listeria monocytogenes* in Various Food Extracts, *J. Food Sci.*, **72**, M330–334 (2007)

14) Hiraki, J., Ichikawa, T., Nonomiya, S., Seki, H., Uohama, K., Seki, H., Kimura, S., Yanagimoto, Y. and Barnett Jr., J. W. : Use of ADME Studies to Confirm the Safety of ε–Polylysine as a Preservative in Food, *Regul. Toxicol. Pharmacol.*, **37**, 328–340 (2003)

15) Johnson, E. A. and Larson, A. E. : Lysozyme, in Antimicrobials in Foods, Third edition, pp.361–387, edited by Davidson, P. M., Sofos, J. N. and Branen, A. L., Taylor & Francis, Boca Raton (2004)

16) Hughy, V. L. and Johnson, E. A. : Antimicrobial Activity of Lysozyme against Bacteria Involved in Food Spoilage and Food-Borne Disease, *Appl. Environ. Microbiol.*, **53**, 2165–2170 (1987)

17) 日高義雄, 吉武繁廣：リゾチームによる食品の保存, in 天然物による食品の保蔵技術, pp.233–248, 芝崎　勲, 笹島正秋編集, お茶の水企画 (1985)

18) Naidu, A. S. : Overview of Natural Food Antimicrobial Systems, pp.1–14, edited by Naidu, A. S., CRC Press, Boca Raton (2000)

19) Abler, L. A., Klapes, N. A., Sheldon, B. A. and Klaenhammer, T. R. : Inactivation of Food-borne Pathogens with Magainin Peptides, *J. Food Protect.*, **58**, 381–388 (1995)

20) 古川誠一, 山川　稔, 昆虫の抗菌性ペプチドによる生体防御とその応用, 化学と生物, **42**, 15–21 (2004)

21) Annamalai, T., Venkitanaray, K. S., Hogland, T. A. and Khan, M. I. : Inactivation of *Escherichia coli* O157:H7 and *Listeria monocytogenes* by PR–26, a Synthetic Antibacterial Peptide, *J. Food Protect.*, **64**, 1929–1934 (2001)

22) Appendini, P. and Hotchkiss, J. F. : Antimicrobial Activity of a 14–Residue Synthetic Peptide Against Foodborne Microorganisms, *J. Food Protect.*, **63**, 889–893 (2000)

23) 森地敏樹：食品保蔵における乳酸菌の利用, 日食工誌, **49**, 207–219 (2002)

24) Ray, B. : Cells of Lactic Acid Bacteria, in Food Biopreservatives of Microbial Origin, pp.81–101, edited by Ray, B. and Daeschel, M., CRC Press, Boca Raton (1992)

25) Smith, L., Mann, J. E., Harris, K., Miller, M.F. and Brashears, M. M. : Reduction of *E.coli* O157:H7 and *Salmonella* in Ground Beef Using Lactic Acid Bacteria and the Impact on Sensory Properties, *J. Food Protect.*, **68**, 1578–1592 (2005)

26) Duffes, F., Leroi, F., Boyaval, P. and Dousset, X. : Inhibition of *Listeria monocytogens* by *Carnobacterium* spp. strains in a simulated cold smoked system stored at 4℃, *Int. J. Food Microbiol.*, **47**, 33–42 (1999)

27) Nilsson, L., Gram, L. and Huss, H. H. : Growth Control of *Listeria monocytogenes* on Cold-Smoked Salmon Using a Competitive Lactic Acid Bacteria Flora, *J. Food Protect.*, **62**, 336–342 (1999)

28) Duffes, F., Corre, C., Leroi, F., Dousset, X. and Boyaval, P. : Inhibition of *Listeria monocytogenes* by *in situ* Produced and Semipurified Bacteriocins of *Carnobacterium* spp. on Vacuum-Packed, Refrigerated Cold-Smoked Salmon, *J. Food Protect.*, **62**, 1394–1403 (1999)

29) Alves, V. F., De Martinis, E.C. P., Destro, M. T., Vogel, B. F. and Gram, L. : Antilisterial Activity of a *Carnobacterium piscicola* isolated from Brazilian Smoked Fish (Surubim[*Pseudoplatylatystoma* sp.]) and Its Activity against a Persistent Strain of *L.monocytogenes* Isolated from Surubim, *J. Food Protect.*, **68**, 2068–2077 (2005)

30) Campanini, M., Pedrazzoni, I., Basrbuti, S. and Baldini, P. : Behaviour of *Listeria moncytogenes* during the maturation of naturally and artificially contaminated salami:effect of lactic acid bacteria starter cultures, *Int. J. Food Microbiol.*, **20**, 169–175 (1993)

31) Bredholt, S., Neswbakken, T. and Holck, A. : Protective Cultures Inhibit Growth of *Listeria monocytogenes* and *Escherichia coli* O157:H7 in Cooked, Sliced, Vacuum-and Gas-Packaged Meat, *Int. J. Food Microbiol.*, **53**, 43–52 (1999)

32) Senne, M. M. and Gilliland, E. : Antagonistic Action of Cells of *Lactobacillus delbrueckii* subsp. *lactis* against Pathogenic and Spoilage Microorganisms in Fresh Meat Systems, *J. Food Protect.*, **66**, 418–425 (2003)

33) De Martinis, E. C. P. and Franco, B. D. G. : Inhibition of *Listeria monocytogenes* in a Pork Product by a *Lactobacillus sake* Strain, *Int. J. Food Microbiol.*, **42**, 119–126 (1998)

34) Jeppesen, V. F. and Huss, H. H. : Antagonistic Activity of Two Strains of Lactic Acid Bacteria aginst *Listeria monocytogenes* and *Yersinia enterocolitica* in a Model Fish Product at 50℃, *Int. J. Food Microbiol.*, **19**, 179–186 (1993)

35) Ceylan, E. and Fung, D. Y. C. : Destruction of *Yersinia enterocolitica* by *Lactobacillus sake* and *Pediococcus acidilactici* During Low-temperature Fermentation of Turkish Dry Sausage (suck), *J. Food Sci.*, **65**, 876–879 (2000)

36) Asplund, K., Nurmi, E. N., Hirn, J., Hirvi, T. and Hill, P. : Survival of *Yersinia enterocolitica* in Fermented Sausages Manufactured with Different Levels of Nitrite and Different Starter Cultures, *J. Food Protect.*, **56**, 710–712 (1993)

37) Wilderdyke, M. R., Smith, D. A. and Brashears, M. M. : Isolation, Identification, and

Selection of Lactic Acid Bacteria from Alfalfa Sprouts for Competitive Inhibition of Foodborne Parthogens, *J. Food Protect.*, **67**, 947–951 (2004)

38) 奥田敏郎，内田普紀，中村真理，遠藤明仁，岡田早苗：カイワレダイコン由来乳酸菌 *Lactococcus lactis* による大腸菌 O157:H7 および大腸菌群の排除，防菌防黴，**30**, 405–413 (2002)

39) Skinner, G. E., Solomon, H. M. and Fingerhut, G. A. : Prevention of *Clostridium botulinum* Type A, Proteolytic B and E Toxin Formation in Refrigerated Pea Soup by *Lactobacillus plantarum* ATCC 8014, *J. Food Sci.*, **64**, 724–727 (1999)

40) 金子　勉，森　浩晴，鈴木英毅，重松幹二，加来正猛：乳酸菌発酵粉末による食肉加工品の微生物学的品質並びに風味改良効果，月刊フードケミカル，**5**(10), 98–106 (1989)

41) Holzapfel, W. H., Geisen, R. and Schillinger, U. : Biological Preservation of Foods with Reference to Protective Culture, Bacteriocins and Food-Grade Enzymes, *Int. J. Food Microbiol.*, **24**, 343–362 (1995)

42) Audisio, M. C., Oliver, G. and Apella, M. C. : Antagonistic Effect of *Enterococcus faecium* J96 against Human and Poultry Pathogenic *Salmonella* spp., *J. Food Protect.*, **62**, 751–755 (1999)

43) Lozo, J., Vukasinovic, M., Strahinic, I. and Topisirovic, L. : Characterization and Antimicrobial Activity of Bacteriocin 217 Produced by Natural Isolate *Lactobacillus paracasei* subsp. *poaracasei* BGBUK2-16, *J. Food Protect.*, **67**, 2727–2734 (2004)

44) Collado, M. C., Hernandez, M. and Sanz, Y. : Production of Bacteriocin-like Inhibitory Compounds by Human Fecal *Bifidobacterium* Strains, *J. Food Protect.*, **68**, 1034–1040 (2005)

45) Roy, U., Ratish, V. K., Grover, S. and Neelakansen, S. : Production of Antifungal Substance by *Lactobacillus lactis* subsp. *lactis* CHD28.3, *Int. J. Food Microbiol.*, **32**, 27–34 (1996)

46) Magnusson, J. and Schnuerer, J. : *Lactobacillus coryniformis* subsp. *coryniformis* Strain Si3 Produced a Broadspectrum Proteinous Antifungal Compound., *Appl. Environ. Microbiol.*, **67**, 1–5 (2001)

6.　その他の抗菌性化合物と製剤化による微生物制御技術

化合物の中には，確かに抗菌作用は認められても，食品成分の影響を強く受けすぎてしまい，食品中では十分活性を得ることができない（例えばパラオキシ安息香酸エステル類とかグリセリン脂肪酸エステル類），刺激臭が強すぎて，食品の品質に影響し，用途が限られる（香辛料やそれらの精油），水に対する溶解性が低過ぎ，一定した抗菌作用が食品中では得られず，また，食品中に均一に混合することが困難（高級脂肪酸エステル類），食品中の酵素などによって分解を受けやすく，十分な効力が発揮できない（ある種のバクテリオシン類や酵素），着色度が強すぎて使用できない（香辛料の一部），収斂味（しゅうれんみ）のある刺激を伴うために用途が限られる（キトサンの一部）とか，それ自体のpH低下作用により，食品の品質を低下させる（有機酸）などの化合物がある．

これらの化合物は，(1) 用途の対象食品を注意深く限定する，(2) 製剤的な工夫を試みて，不利な性質を補う……などの方法で解決を試みるべきであろう．この中で，有効成分の製剤学的な検討は，成分自体が安全で，化合物として古くから人に食べられていたもので，製剤化することによって利用可能となるならば，非常に望ましい技術的な開発である．しかも，従来あまりこの方面の研究はなされていないので，今後の研究によって，新しい製剤が開発できれば，食品の安全を守る上から言っても，大きいプラスをもたらす．この章では，これらについて欧米で開発発表されているものを2，3を紹介してみる．

6.1 キ ト サ ン

キトサンは，2-アミノ-2-デオキシ-β-D-グルコースが，β1→4 結合した化合物で，キチンから脱アセチル化によって得られる．この化合物は，ポリマーなので，重合度と脱アセチル化度によって，かなり性質が異なる．抗菌作用は，重合度が大きいものが強くなる傾向があるが，非常に大きいものより適度に重合度を低下させたものが，抗菌作用が強いという報告がある[1-3]．なお，キトサンは，アメリカでは 2001 年に，GRAS と認められている[2]．

また，キトサンには多種類の作用があり，良好なフィルム形成能やキレーターとしての性質，さらに幾つかの抗菌性物質との組み合わせで相乗的な作用を示す性質などがある．したがって，キトサンと安息香酸，ソルビン酸，亜硫酸，亜硝酸などの抗菌剤との組み合わせ[1,2]，あるいはリゾチームとの組み合わせやリゾチームを含有するキトサンフィルムの利用などの報告[4]がある．

キトサンの重合度と抗菌作用との関係については，Tsai らが，脱アセチル化度が 93％のキトサンと，それをセルラーゼで分解した低分子キトサンの *Bacillus cereus* に対する抗菌作用，抗菌活性と pH の関係，および *B.cereus* 胞子の耐熱性に対する影響を比較しているが，低分子化キトサンは，pH の影響を受けず，pH 7.0 でも強い作用を示し，また胞子の耐熱性低下も元のキトサンとあまり変わらなかったと報告している[3]．なお，キトサンおよびキトサン分解物の細菌胞子の耐熱性低下作用は，この文献の結果による限りは顕著なもので，*D* 値としては，無添加対照と比べて 1/2 ないし 1/3 以下に低下している（図 6-1，表 6-1）．

また，報告のように加水分解して低分子化したキトサンは，水溶性が高くなり，非常に使いやすくなる．ただし，キトサン本体の持つ収斂味は失われず，したがって味の淡白な食品には向いていないと思われる．

なお，キトサンの抗菌作用は，グラム陽性細菌と真菌類には強いが，

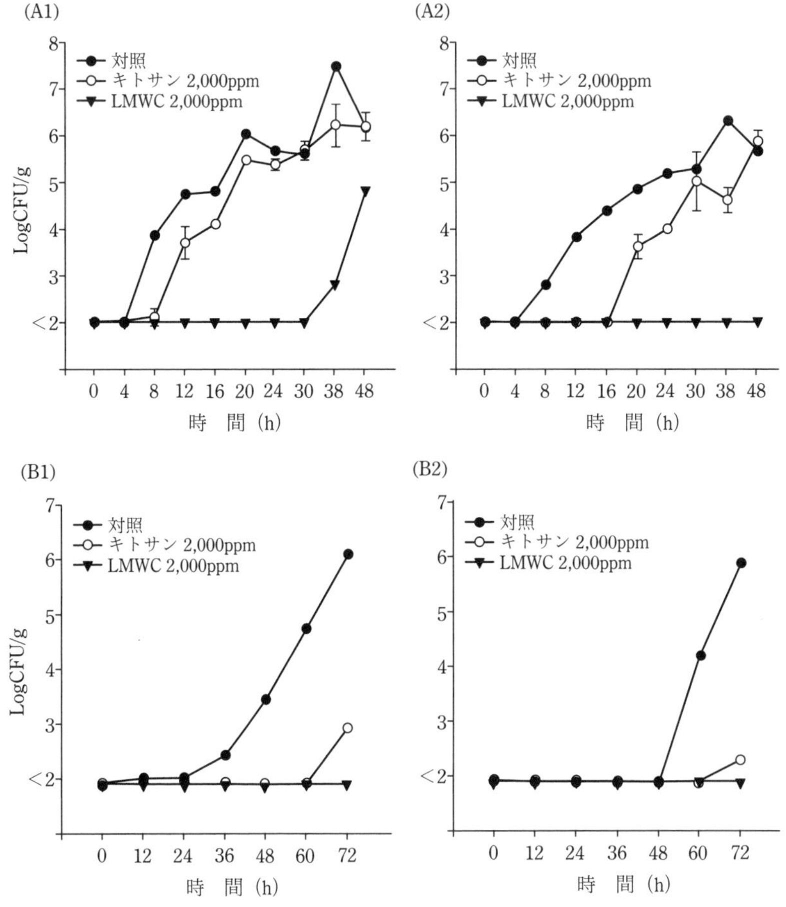

図 6-1 炊飯米におけるキトサンおよびその部分分解物の好気性一般細菌数と *B.cereus* 菌数に対する効果[3)]

A1：好気性一般細菌数，A2：*B.cereus* 菌数　37℃保存

B1：好気性一般細菌数，B2：*B.cereus* 菌数　18℃保存

LMWC：低分子化キトサン（部分分解物）

Author ; Gou-Jane Tsai, Men-Tso Tsai, Jing-Min Lee, and Mon-Zong Zhong : Department of Food Science, National Taiwan Ocean University.

グラム陰性細菌にはあまり強くない[2,5)].

ここで，リゾチームをキトサンのフィルム中に含有させて，有害微生

表 6-1 4 種の *B.cereus* 株の胞子の *D* 値に対するキトサンおよび部分分解キトサン（LMWC）の影響[3)]

加熱処理	各 *B.cereus* 株の *D* 値(分)			
	BCRC 10603	No.1	No.2	No.3
90℃				
対照	30.77	46.51	40.16	41.35
80ppm LMWC	7.47	10.17	9.81	10.07
80ppm キトサン	4.68	7.91	7.13	7.28
100℃				
対照	1.95	2.56	2.51	2.53
80ppm LMWC	0.91	0.93	0.92	0.89
80ppm キトサン	0.79	0.78	0.80	0.72

物並びに腐敗微生物を制御しようとした製剤学的な研究として，モッツァレラチーズの微生物の制御を試みた Duan の報告を取り上げてみよう．Duan らは，キトサンのフィルム形性能を利用し，リゾチームを含有させたキトサンフィルムでモッツァレラチーズをコーティングし，*Listeria monocytogenes*，*Escherichia coli* O157:H7，*Pseudomonas fluorescens* およびカビと酵母を接種し，10℃で保存して，これらの微生物の阻止状況を調べている．細菌類はいずれも死滅しなかったが，増殖することはなく，それぞれ 0.4～1.5 logCFU/g 程度の菌数の低下が認められ，また，カビと酵母は無処理のチーズでは 10^5CFU/g 程度への増殖が認められたが，リゾチーム含有のフィルムでコーティングしたものでは，完全に阻止されたり，0.06～1.90 logCFU/g 程度の低下が認められたと報告している[4)]．なお，この報告では，チーズの品質における収斂味の有無についての記述はない．*L. monocytogenes* に対する効果の例を図 6-2 に示した．

この実験報告の特徴は，キトサンの特性を生かした利用方法を製剤学的に試みていることで，注目しておく必要があろう．

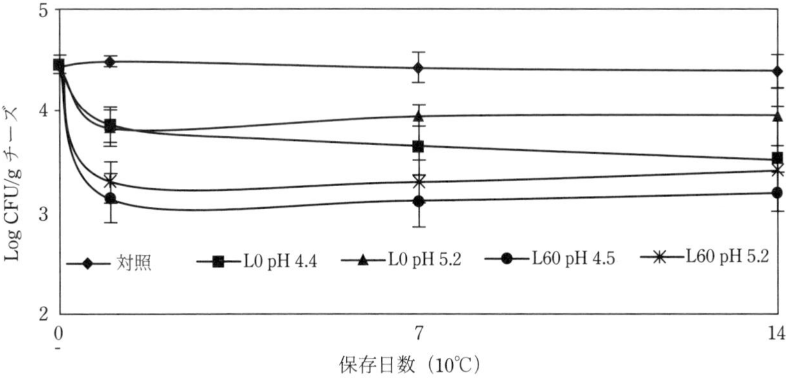

図 6-2　リゾチームを組み込んだキトサンフィルムによる *L.monocytogenes* の制御効果[4)]
L0：リゾチーム 0%，L60：リゾチーム 60%（キトサンに対し）

このほかにも，キトサンの製剤学的な工夫による利用性の研究については幾つかの報告があり，キトサンのフィルムで，新鮮なイチゴをコーティングして防菌効果があった報告[6)]，キトサンフィルムでコーティングし，冷凍保存した紅ザケ切り身の収率の向上，ドリップロスの防止，脂質の酸化阻止効果を示した報告[7)]，香辛料の精油を含ませたキトサンフィルムは，培地上およびボロニアソーセージ切片の上で，*Listeria monocytogenes* や *Escherichia coli* O157:H7 に対し，制御効果のあることなどの報告[8)]がある．

6.2　グリセリン脂肪酸エステル

微生物制御に有効な脂肪酸エステル類としては，グリセリン脂肪酸エステルとショ糖脂肪酸エステルがあり，これらの化合物は本来乳化剤であるが，ショ糖脂肪酸エステルの一部が缶コーヒーの乳化剤として使用されていた際，ショ糖脂肪酸エステルを使用した缶では，耐熱性芽胞菌による変敗を受けないことから，非常に興味ある抗菌作用を有することが判明した．この活性は，胞子形成菌の中でも，比較的耐熱性の高いものに対し特に効果が強く，$D_{121℃}$が1分を超えるような*Clostridium thermosaccharolyticum*，*Bacillus coagulans*，*Geobacillus stearothermophilus*（*Bacillus stearothermophilus*），*Moorella thermoacetica*に対しては，培地上では10ppm程度の低濃度で生育を抑制する[9]．また，奇妙なことに，耐熱性がそれほど強くない*Bacillus licheniformis*や*Bacillus subtilis*に対しては，効果は比較的弱いという．ショ糖脂肪酸エステルの中で，モノパルミチン酸エステルが最も作用が強く，缶コーヒーの殺菌剤として広く利用されている．このエステルの強耐熱性の高温細菌*Moorella thermoacetica*に対するコーヒー中での制御効果の例を示すと表6-2のようである．

しかしながら，ショ糖脂肪酸エステルを添加した缶コーヒーで発見され，変敗の原因細菌と同定された，この高温で生育する耐熱性の細菌による変敗とその制御であるが，ショ糖脂肪酸エステルの効果の機作もほぼ明らかにされ，ショ糖脂肪酸エステル以外に，一部のグリセリン脂肪酸エステルでも効率的に防止できることが分かり，利用されるようになって来ている．

グリセリン脂肪酸エステルの効果は，戸田が1988年に*Bacillus stearothermophilus*と*B.coagulans*を対象として，デカグリセリンモノス

表6-2 ミルクコーヒーにおけるショ糖脂肪酸エステルP-1670の耐熱性芽胞菌抑制効果[9]

P-1670濃度（ppm）	121℃での加熱時間（分）														
	5	8	10	13	16	20	25	32	40	50	63	100	160	200	250
500	0	0		0		0		0		0/6					
250		6		6		6		0		0					
200			6		6		6		6		2				
100			6		6		6		6		6	6	0		
0										6	6	6	6	6	0

表中の数値は，発育陽性管数.

*M.thermoacetica*胞子4×10^5/mlを接種したミルクコーヒーをガラスチューブ6本に充填，121℃で殺菌，55℃で2か月間保存.

テアレートが有効であることを報告していたが[10]，最近ジグリセリンモノパルミテートがコーンスープ中で *Clostridium thermoaceticum* を対象菌として，ショ糖脂肪酸エステルより有効であるという結果が示されている[11]．このジグリセリンモノパルミテートが，高温性の耐熱性菌に有効であるという実験結果は，最近，第29回食品微生物学会（2008年11月12日，広島）のシンポジウムにおいて，宮本によって行われた「食品における耐熱性芽胞形成菌の生育特性と制御」の講演でもショ糖脂肪酸エステルとの比較で明らかにされている[12]．

このように，脂肪酸エステル類が，特定の耐熱性の高温細菌の胞子の制御に有効であることが，次々に明らかにされており，この抗菌活性を利用した安全で有効な微生物制御技術が広く利用されるようになるかも知れない．

なお，ショ糖脂肪酸エステルの作用は，缶コーヒーでは効果的であるが，缶の中身が汁粉とか栄養豊富な成分に変わると，効果が低下する傾向があり，ジグリセリド，ポリグリセリドと親水性が高くなっていく化合物での効果はどうなのであろうか？

6.3　香辛料および精油

香辛料，広く言えば植物性天然抗菌性物質については極めて多くの文献が発表され，食品の有害微生物制御の可能性が検討されている．しかしながら，数多くの研究結果から見えてくるのは，実際の食品中で，人に危害を及ぼす微生物の制御の主役として期待されるには問題が多すぎるのではないかという，これらの物質の性質である．

その諸性質は，Vigil ら[13] および Nychas ら[14] の二つの総説によれば，次の点で問題があると指摘されている．

(1)　香辛料およびその精油の特質である強い刺激臭や刺激味の食品の風味に対する影響が避けられない．

(2) 抗菌作用が非常に食品成分（特にタンパク質や脂質）に影響され，培地上の活性が食品中では著しく損なわれる．

(3) 抗菌作用のデータが，ほとんど培地上のもので，実際の食品中で検討されたものは少ない．

(4) 世界各地で行われている実験の条件，使った試料の純度や組成，培地や培養条件，などが異なり，普遍的な比較ができない．

以上から，特定の香辛料を使用することがその食品の製造条件となっているような場合，例えば幾つかの肉製品や，香辛料風味の飲料や果汁を除いて，これらを利用して有害微生物を制御することは困難ではないかと推察される．

6.4 有効成分の製剤学的な調製による利用

製剤学的な研究開発による有効成分の利用は，キトサンの項で例をあげたが，そのほかに事例研究として，幾つかを挙げてみたい．実際，これらの例が実用化されたかどうかは不明であるが，このような考え方が，新製品や新用途の開発につながるものと思われる．

(1) Al-Nabulsi らは，ラクトフェリン（LF）の抗菌作用，抗ウイルス作用，抗炎症作用，酸化防止作用，免疫調整作用などの生理的な多くの作用に注目し，抗菌作用を生かして食品の抗菌剤として利用を図ることにしたが，LF は Na^+ をはじめ，2 価のカチオンの Ca^{2+}，Mg^{2+} により活性が阻害されるので，これを防止するために，2 価のカチオンとの間に形成される不活性の LF 4 量体の形成を阻害する重炭酸イオンと，キレーターとしての作用が期待できる乳酸ナトリウムも利用し，LF を水相に添加し，油相中にマイクロカプセル化することによって，各種のカチオンとの接触を断ち，活性の喪失を防ぎながら利用できる製剤化を目指した．彼の報告では，かなり分かりにくい所があるが，実験は，水相部分に重曹（炭酸水素ナトリウム）あるいは乳酸ナトリウム（さらに時には

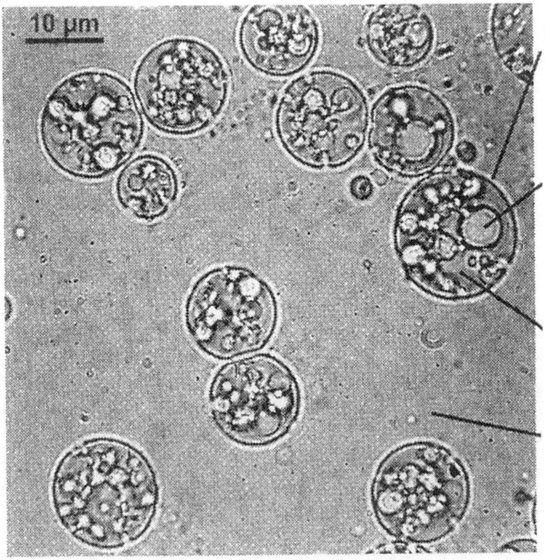

図 6-3　20%LF を蒸留水に溶解，油相にカプセルとして確保，油相には 78%コーンオイル，22%バターオイル，0.1% PGPR（乳化剤）混合物を使用，さらに 30%ホエイ分離タンパク質（WPI）と 0.02%キサンタンガムの水溶液でエマルジョン化[15]

食塩を加え)，水相を液滴として油相に懸濁分散させ，水相中に LF を溶解し，このままのものは primary emulsion と称し，さらに primary emulsion を油相中にダブルエマルジョンとして図 6-3 のように形成させた．つまり，このエマルジョンの状態は W/O/W の形である．

このようにエマルジョン化させた製剤の WPI フィルムでボロニアソーセージ切片を包装した後，肉製品の変敗菌の一つである *Carnobacterium viridans* と一般生菌を接種し，4℃と 10℃に保存して生存菌数を調べた．結果は，表 6-3 のようである[15]．

この結果は，明らかに LF 単独で使用すると抗菌効果が見られないのに対し，エマルジョン化して使用したものでは，特に 4℃保存で菌数が検出できないなどの効果が確認できる．

(2)　Brown らは，キトサンフィルムにラクトフェリン（Lf)，リゾ

表 6-3a LF またはマイクロカプセル化した LF 内包 WPI フィルムで包装後に接種のボロニアソーセージ上の *C.viridans* の 4 または 10℃，28 日間保存中の生存菌数[15)]

	0 日	3 日	7 日	14 日	21 日	28 日
4℃						
対照	2.41	3.15	2.69	2.75	2.85	4.77
T1	2.30	3.19	2.54	2.62	2.58	5.03
T2	2.28	1.80	2.75	2.56	2.80	4.98
T3	2.65	2.28	ND	ND	1.93	4.17
T4	2.77	ND	ND	ND	1.80	3.52
T5	2.10	ND	ND	ND	1.80	3.71
10℃						
対照	2.41	2.73	4.59	4.33	6.45	6.93
T1	2.30	3.33	4.98	4.48	6.56	6.83
T2	2.28	3.23	5.08	4.54	6.37	6.45
T3	2.65	2.35	3.23	4.22	5.63	5.75
T4	2.77	2.74	3.13	3.82	4.97	5.43
T5	2.10	2.45	3.61	4.16	5.47	5.05

表 6-3b LF またはマイクロカプセル化した LF 内包 WPI フィルムで包装後に接種のボロニアソーセージ上の一般生菌数の 4 または 10℃，28 日間保存中の生存菌数[15)]

4℃						
対照	4.13	3.94	4.58	5.98	6.84	7.36
T1	4.31	3.91	3.94	4.49	6.03	7.02
T2	4.48	4.11	3.93	3.80	5.41	7.41
T3	4.53	3.29	2.78	2.75	5.14	7.38
T4	4.32	2.86	3.03	2.44	5.07	6.66
T5	4.25	3.53	3.67	2.49	5.32	6.94
10℃						
対照	4.13	5.29	6.82	8.05	7.97	8.16
T1	4.31	4.54	7.12	7.99	7.75	7.92
T2	4.48	5.04	7.12	8.03	8.07	8.09
T3	4.53	3.59	5.75	7.12	7.73	8.17
T4	4.32	3.68	5.15	7.01	7.98	8.06
T5	4.25	4.70	5.12	7.32	7.77	8.14

T1：WPI のみ，T2：WPI+LF，T3：WPI+マイクロカプセル化 LF，T4：WPI+マイクロカプセル化 LF+重曹 0.016%，T5：重曹に代え乳酸 Na 0.24%

表 6-4　リゾチーム＋EDTA またはリゾチーム＋Lf の組み合わせの *L.monocytogenes* に対する効果[16)]

Ly または EDTA の濃度 (mg/disc)	Ly	Ly + EDTA	Ly + Lf
0.28	7.6	6.4	6.3
0.56	7.7	6.5	5.6
1.12	7.7	6.6	4.3

表中の数字は，*L.monocytogenes* の菌数（logCFU/ml）

チーム（Ly），あるいはナイシンを含有させて，*Escherichia coli* O157:H7 および *Listreria monocytogenes* に対する抗菌作用を，各薬剤を含むキトサンフィルムをディスクとして切り出して培地上で測定した．個々の抗菌剤を単独でキトサンフィルムに組みこんだ場合はあまり効果的ではなかったが，Ly と Lf を組み合わせた場合には，顕著な効果が *L. monocytogenes* に対して認められた（表 6-4）[16)]．

(3)　Wu と Daeschel は，リゾチームを食品に添加するような方法を避け，リゾチームをポリスチレンビーズで固定化して，食品には直接混入せずに微生物を制御し，同時に固定化によって，リゾチームの活性を長く維持しようとした．固定化には，リゾチームに 1 個だけ存在する 15 位の His（ヒスチジン）にブロモアセチル化によって 6-アミノカプロン酸を結合させ（アミノカプロン酸の数によって，1，2，3……と長さが変化する），ポリスチレンビーズに結合させた（図 6-4）．この方法の狙いは，立体障害を少なくする，酵素の活性部分と結合部分を離す，結合部分を少ないものにするであった．この結果，4℃で 14 日間経過しても，固定化されていないリゾチームは活性が 50％以下に低下したの対し，固定化したものでは 90％以上が残存していた．また，支持体の長さは，2 ないし 3 程度のアミノカプロン酸鎖の時，最も残存活性が高かったと報告している[17)]．

(4)　Min らは，リゾチーム（L）を組み込んだホエイ分離タンパク質（WPI）フィルムによる培地上およびスモークサーモン上での

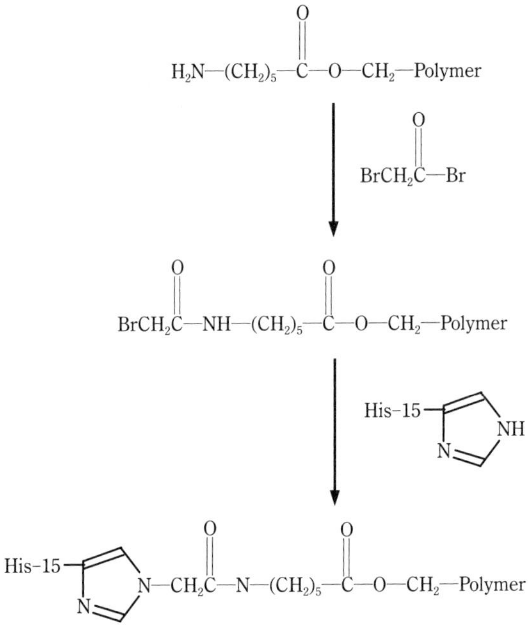

図 6-4 6-アミノカプロン酸のアミノ基をリゾチームの His-15 の ε_2 の N に結合させるブロモアセチル化反応[17)]

L.monocytogenes の制御を検討し，透明なフィルムとしての WPI フィルムによる制御が可能なことを示した．スモークサーモンは，その食塩濃度，pH，水分活性値が正常の範囲では *L.monocytogenes* の生育が可能で，真空包装し，冷蔵しても生育を防ぐことはできない．製造後の取り扱いによる細菌の汚染と生育を防ぐために，WPI フィルムに抗菌剤を組み込んで使用するのは，このフィルムが透明，無色，無臭で，酸素透過性が低く，匂いと油脂透過性も低いことから，利用性が極めて好ましいためである．効果の例は表 6-5 に示すとおりで，また，このテストによると，高い濃度のリゾチームを組み込んだフィルムの物性は良好であった[18)]．

表6-5 リゾチームを0，15，25，35mg/g含むWPI溶液によりコーティングしたスモークサーモンに対する接種量3，4および5 logCFU/gの*L.monocytogenes*の阻害[18)]

L 濃 度 (mg/g)	処　理	菌 濃 度 (logCFU/g)		
		3.0	4.0	5.0
0	菌接種のみ	2.7±0.7	3.5±0.6	4.6±0.3
	I+C	1.9±0.4	2.3±0.4	3.8±0.4
	C+I	1.7±0.4	2.3±0.3	3.6±0.4
15	I+C	<1.3(+)	1.4±0.1	2.8±0.3
	C+I	<1.3(+)	<1.3(+)	2.2±0.2
25	I+C	<1.3(+)	<1.3(+)	1.7±0.2
	C+I	<1.3(+)	<1.3(+)	1.6±0.3
35	I+C	<1.3(+)	<1.3(+)	<1.3(+)
	C+I	<1.3(+)	<1.3(+)	<1.3(+)

I+C：菌接種後にフィルムによるコーティング.
C+I：フィルムコーティング後に菌接種.

引 用 文 献

1) 松田敏生：キトサンおよびその部分分解物，食品微生物制御の化学，pp.277-281，幸書房 (1998)

2) Roller, S. : Chitosan : New Food Preservative or Laboratory Curiosity? in Natural Antimicrobials for the Minimal Processing of Foods, pp.158-175, edited by Roller, S., Woodhead Publishing Ltd., Cambridge (2003)

3) Tsai, G-J., Tsai, M-T., Lee, J-M. and Zhong, M-Z. : Effect of Chitosan and Low Molecular-Weight Chitosan on *Bacillus cereus* and Application of Cooked Rice, *J. Food Protect.*, **69**, 2167-2175 (2006)

4) Duan, J., Park, S.-I., Daeschel, M. A. and Zhao, Y. : Antimicrobial Chitosan-Lysozyme (CL) Films and Coatings for Enhancing Microbial Safety of Mozzarella Cheese, *J. Food Sci.*, **72**, M355-362 (2007)

5) Chhabra, P., Huang, Y-W., Frank, J. F., Chmielewski, R. and Gates, K. : Fate of *Staphylococcus sureus*, *Salmonella enterica* serovar Typhimurium, and *Vibrio vulnificus* in Raw Oyster Treated with Chitosan, *J. Food Protect.*, **69**, 1600-1604 (2006)

6) Park, S. I., Stan, S. D., Daeschel, M. A. and Zhao, Y. : Antifungal Coatings on Fresh Strawberries (*Fragaria* × *ananassa*) to Control Mold Growth During Cold

Storage, *J. Food Sci.*, **70**, M202–207 (2005)

7) Sathivel, S. : Chitosan and Protein Coatings Affect Yield, Moisture Loss, and Lipid Oxidation of Pink Salmon (*Oncorhynchus gorbuscha*) Fillets During Frozen Storage, *J. Food Sci.*, **70**, E455–459 (2005)

8) Zivanovic, S., Chi, S. and Draughon, A. E. : Antimicrobial Activity of Chitosan Films Enriched with Essential Oils, *J. Food Sci.*, **70**, M45–51 (2005)

9) 鍛冶　孝：ショ糖脂肪酸エステル, in 現場必携 微生物殺菌実用データ集, pp.341–347, サイエンスフォーラム (2005)

10) 戸田義郎：ポリグリセリン脂肪酸エステルの食品への利用と抗菌性, フードケミカル, (4), 69–74 (1988)

11) 松田敏生：グリセリン脂肪酸エステル, in 現場必携 微生物殺菌実用データ集, pp.348–353, サイエンスフォーラム (2005)

12) 宮本敬久：食品における耐熱性芽胞形成菌の生育特性と制御, 第 29 回日本食品微生物学会学術総会シンポジウム講演, 2008 年 11 月 12 日, 広島国際会議場.

13) Vigil, A. L-M., Palou, E. and Alzamoras, S. M. : Naturally Occurring Compounds—Plant Sources, in Antimicrobials in Foods, Third edition, pp.429–451, edited by Davidson, P. M., Sofos, J. N. and Branen, A. L., Taylor & Francis, Boca Raton (2004)

14) Nychas, G.-J. E. and Skandamis, P. N. : Antimirobials from Herbs and Spices, in Natural Antimicrobials for the Minimal Processing of Foods, pp.176–200, edited by Roller, S., Woodhead Publishing Ltd., Cambridge (2003)

15) Al-Nabulsi, A. A., Han, J. H., Liu, Z., Rodrigues-Viera, E. T. and Holley, R. A. : Temperature Sensitive Microcapsules Containing Lactoferrin and Their Action Against *Carnobacterium viridans* on Bologna, *J. Food Sci.*, **71**, M208–214 (2006)

16) Brown, C. A.,Wang, R. and Oh, J-H. : Aantimicrobial Aactivity of Lactoferrin against Foodborne Pathogenic Bacteria Incorporated into Edible Chitosan Film, *J. Food Protect.*, **71**, 319–324 (2008)

17) Wu, Y. and Daeschel, M. A. : Lytic Antimicrobial Activity of Hen Egg White Lysozyme Immobilized to Polystyrene Beads, *J. Food Sci.*, **72**, M369–374 (2007)

18) Min, S., Harris, L. J., Han, J. H. and Krochta, J. M. : *Listeria monocytogenes* Inhibition by Whey Protein Films and Coatings Incorporating Lysozyme, *J. Food Protect.*, **68**, 2317–2325 (2005)

7. 終わりに

この原稿を書いている間に，日本食品微生物学会が 2008 年 11 月 12 日～13 日と広島であり，そこで，昨年起こったイカの塩辛を原因食とする食中毒事件の発表があった[1]．この事件は，すでに昨年の間に日本食品衛生学会会長の藤井建夫先生からも知らせがあり，月刊フードケミカル 2007 年 11 月号に発表もされているので[2]，知ってはいたが，それにしてもこの事件は極めて非科学的ともいえる問題をはらんだ食中毒事件だと思った．この事件は，

(1) 食塩濃度 1.8～2.4％

(2) 原因菌：腸炎ビブリオ O3：K6

(3) 患者数：346 名（2007 年 9 月 26 日現在）

となっているが，問題は食塩濃度 2％以下の塩辛を平気で製造し，広範囲に流通させ，かなりの時間が経過して後に喫食させていることである．藤井先生の御指摘では，「塩辛の低塩化に伴う危害についての理解・問題意識が欠如していたこと」が原因であろう．

塩辛は，イカの生肉を使って作られるものであり，それをわずかな濃度の食塩で保存，流通させようというのは科学的な常識に欠けると言わねばならない．食品微生物学会での発表は，低温保管を十分していなかったのが悪いと述べていたが，果たして低温だけでよいのだろうか？

それほかに問題なのは，マスコミはこの事件をほとんど報道しなかったことであろう．ウナギの偽装事件，牛肉の偽装事件，汚染米の偽装販売事件などは大々的に報道したが，この事件はほとんど報道しなかった．しかし，この事件で最も問題なのは，製造業者の無知，科学的知識の欠如，さらに言えば，低塩化を全食品について進めている指導層の無責任

さであろう.

低塩化は，実施する全ての食品の水分活性の上昇を意味し，全ての食品の微生物に対する安定性が低下する．しかも，保存料は使わない方が良いと，消費者側では言っているわけで，それならばどうすればよいか．科学的な根拠と，実験に基づくデータによって，レシピー，製造法，製造環境，流通方法，保存方法，などの全てを指導し，規制すべきではないか？　何しろ300人を超す患者が出ているのである.

本文中に例をあげた，アメリカのRTE食品の製造と流通と販売に対する指導と実験の体制を参考にすべきではないのか？

一方，翻ってアメリカでは，*Listeria monocytogenes* を攻撃するバクテリオファージの使用がGRASということになり，リステリア対策として許可になった[3]．日本では，もし使用許可を申請するものが現れれば，かなりの論議を呼び，仮に安全性や，効果のデータが揃っていても，なかなか許可にはならないのではないか？　しかも論議は必ずしも科学的根拠に基づかないような反論の続出によって…….

引用文献

1) 尾畑浩魅，下島優香子，小西典子，上原さとみ，門間千枝，仲間晶子，甲斐明美，矢野一好：「いかの塩辛」を原因とした腸炎ビブリオ食中毒事件例，第29回日本食品微生物学会学術総会 D18，2008年11月13日，広島国際会議場.
2) 藤井建夫：いか塩辛による食中毒について，月刊フードケミカル，**23**(11)，12–16 (2007)
3) Hagens, S. and Offerhaus, M. L. : Bacteriophages—New Weapons for Food Safety, *Food Technol.*, **62**(4), 48–54 (2008)

著者略歴

松田 敏生（まつだ としお）

昭和 30 年　大阪大学工学部発酵工学科卒業

昭和 31 年　上野製薬株式会社入社

　　　　　　食品技術研究所長（取締役）など歴任

昭和 42 年　食品防腐剤の研究で工学博士号取得

平成 4 年　同社退社

同　　年　フードスタッフ研究所設立 代表者

最近の著作

- 乳酸および乳酸菌による微生物の制御：月刊 *HACCP*, 1 および 2 月号 (1997)
- 有機酸の抗菌作用の再検討：*New Food Ind.*, 2 月号 (1997)
- 天然抗菌剤・日持ち向上剤：殺菌・除菌実用便覧, p.381–397, サイエンスフォーラム (1996)
- 魚肉練り製品の製造管理と HACCP, 中央法規出版中の魚肉ねり製品の保存と保存料 (1997)
- 食品微生物制御の化学：幸書房 (1998)
- バイオプリザベーション：幸書房 (1999) 森地敏樹氏と共著, 共編
- 食品の非加熱殺菌応用ハンドブック, p.124–128, p.181–193, p.235–239, サイエンスフォーラム (2001) 一色賢司氏と共著, 共編
- 有機酸の抗菌作用：食品衛生学雑誌（講座）, **45**, J189–J196 (2004)
- 現場必携微生物殺菌実用データ集, p.286–340 および p.348–367, サイエンスフォーラム (2005)
- 食中毒と食品微生物—食生活の安全性と衛生管理—, 臨床病理レビュー, 特集第 136 号, p.75–83, 臨床病理刊行会 (2006)
- 青果物/カット青果物の衛生管理法と微生物制御技術 12, バイオプリザバティブとしての乳酸菌の利用（講座）, 防菌防黴, **35**(9), 599–608 (2007)

食品危害微生物のターゲット制御

2009 年 4 月 20 日　初版第 1 刷発行

著　者　松　田　敏　生

発行者　桑　野　知　章

発行所　株式会社　幸（さいわい）　書　房

〒101-0051　東京都千代田区神田神保町 3-17

TEL 03-3512-0165　FAX 03-3512-0166

URL：http://www.saiwaishobo.co.jp

組版：デジプロ／印刷：平文社

ISBN 978-4-7821-0330-2　C 3058